Docteur M. THOLANCE

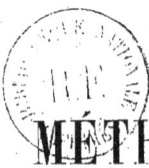

DE LA

MÉTHODE SCLÉROGÈNE

DANS

SES DIVERSES APPLICATIONS

MONTPELLIER
IMPRIMERIE CENTRALE DU MIDI
(HAMELIN FRÈRES)
—
1894

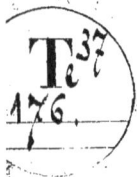

DE LA

MÉTHODE SCLÉROGÈNE

DANS

SES DIVERSES APPLICATIONS

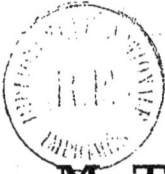

PAR

M. THOLANCE

Docteur en médecine

EX-INTERNE A LA MATERNITÉ

ET AUX HOSPICES CIVILS DE TOULON

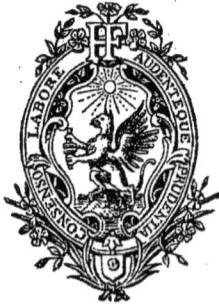

MONTPELLIER

IMPRIMERIE CENTRALE DU MIDI

(HAMELIN FRÈRES)

—

1894.

A LA MÉMOIRE DE MON PÈRE

A MA MÈRE

M. THOLANCÉ.

A MA FEMME

M. THOLANCE.

1

A MON BEAU-FRÈRE

MONSIEUR LE DOCTEUR ANDRÉ

Médecin de 2ᵉ classe de la Marine

A MES AMIS

A MES CAMARADES DE LA SALLE 8

A MES CAMARADES D'INTERNAT

MESSIEURS LES DOCTEURS

MAÏSSE, COULANGES, PETIT-DIDIER
FEU LE DOCTEUR MILLET

ET MESSIEURS

RIBES, VAILLANT, PIÉTRI, LARCHE
BOUISSIÈRE, RICAUD

M. THOLANCE.

INTRODUCTION

————

Nous n'avons pas la prétention de faire, dans ce travail, œuvre d'originalité. Notre but, plus modeste, a été seulement de recueillir les diverses communications, de rassembler les documents épars dans les périodiques médicaux et de faire une étude d'ensemble de la méthode sclérogène. Nous y avons ajouté, comme faible tribut personnel, les quelques observations que nous avons pu recueillir pendant les deux années que nous avons eu l'avantage de passer dans les services de chirurgie de Toulon.

Que M. le docteur Carence nous permette de lui témoigner ici toute la gratitude que nous a inspirée sa constante bienveillance à notre égard. C'est lui qui a attiré notre attention sur la méthode sclérogène, et nous lui devons le peu d'expérience que nous avons pu acquérir.

Nous nous faisons un plaisir de rendre hommage à l'amabilité avec laquelle M. Estor, professeur agrégé à la Faculté de Montpellier, a bien voulu nous communiquer une observation intéressante, et nous remercions MM. les docteurs Coudray, Ozenne et Mauclaire (de Paris), qui ont mis tant d'empressement à nous éclairer de leurs conseils et à nous communiquer leurs travaux. Nous leur devons certaines parties de notre étude, à coup sûr les meilleures.

Nos remerciements aussi à MM. les docteurs Raymond Poux et Timmermans, qui nous ont communiqué leurs intéressantes thèses inaugurales sur la méthode sclérogène.

M. le professeur Forgue nous a fait l'honneur d'accepter la présidence de notre thèse. Nous le prions de recevoir l'expression de toute notre reconnaissance.

Et maintenant, nous soumettons notre modeste travail à nos Juges. Heureux si notre étude contribue, fût-ce pour une part infime, à la vulgarisation d'une méthode créée de toutes pièces par une des gloires de la chirurgie française !

Nous ne ferons pas l'historique de la méthode sclérogène, car ce ne saurait être qu'une amplification pour ainsi dire de notre Index bibliographique. Nous nous contenterons de rappeler que la première communication de M. Lannelongue date du 6 juillet 1891. La méthode, quoique jeune, possède déjà à son actif un contingent d'observations assez considérable pour que l'on puisse, dès à présent, juger de ses résultats.

Notre travail comprendra, dans une première partie, les principes généraux relatifs à l'action physiologique de l'agent curateur sur les tissus normaux, les règles qui doivent présider à son emploi et les résultats immédiats qu'il donne. Dans la deuxième partie, nous comprendrons les diverses applications de la méthode.

DIVISION DU SUJET

DE LA
MÉTHODE SCLÉROGÈNE

DANS

SES DIVERSES APPLICATIONS

PREMIÈRE PARTIE
—

ÉTUDE GÉNÉRALE DE LA MÉTHODE SCLÉROGÈNE

I

Mode d'action. — Expérimentation physiologique

La méthode sclérogène, en tant que méthode générale, con-
siste à pratiquer, à la périphérie des tissus que l'on veut
modifier, des injections profondes de chlorure de zinc.

Outre ses propriétés antiseptiques vantées par Pettenkoffer
et Mehlhaussen, et son pouvoir caustique très considérable,
ce composé chimique jouit, vis-à-vis des tissus avec lesquels
il est mis en contact, de la propriété d'amener leur transformation fibroïde.

L'emploi du chlorure de zinc n'est pas nouveau en chirurgie. Moore, Luton, Th. Anger, Heine, l'ont expérimenté tour à
tour ; mais dans ces diverses applications le chlorure de zinc

était toujours employé en injections interstitielles, pratiquées en plein tissu pathologique.

Dans la méthode de M. le professeur Lannelongue, au contraire, l'intervention a lieu d'abord sur le tissu sain périphérique. Ce n'est que lorsque ce tissu avoisinant la lésion est complètement sclérosé, et par suite crée une barrière infranchissable aux infections morbides secondaires, que l'on agit sur le tissu douteux, en cherchant à produire ainsi une sélection entre le tissu non complètement envahi et pouvant rester encore dans l'organisme après sa transformation fibreuse et le tissu complètement atteint, lequel doit être éliminé.

Action du chlorure de zinc sur les tissus normaux. — Avant de faire l'application de sa méthode, M. Lannelongue s'est livré, en collaboration avec M. Achard, à de nombreuses expériences sur les animaux, afin de déterminer exactement le mode d'action du chlorure de zinc sur les tissus.

D'une manière générale, ces auteurs ont démontré que le premier effet des injections sclérogènes était une action destructive portant sur les éléments avec lesquels le caustique est en contact. Le chlorure de zinc agit comme agent fixateur. Autour du point injecté, il se produit de petites hémorragies, et bientôt se manifeste une réaction inflammatoire très vive qui occupe non seulement « le point d'application du médicament, mais qui s'étend à une certaine distance par diffusion de l'agent thérapeutique. »

L'irritation produite dans les tissus injectés et autour d'eux amène, soit par diapédèse, soit par prolifération des cellules fixes du tissu conjonctif, un afflux considérable d'éléments nouveaux. Ces cellules embryonnaires infiltrent les tissus et donnent naissance à ces « plaques saillantes » à ces « épaississements nodulaires » que le toucher permet de reconnaître si bien.

Si l'on examine les tissus quelques jours après les injections sclérogènes, on voit qu'ils offrent un aspect grisâtre, gélatineux ; ils présentent une résistance assez grande à la pression et ne se laissent point écraser.

A une période plus avancée, les éléments mortifiés, fixés par l'agent thérapeutique, se résorbent peu à peu et disparaissent. « Les artères montrent les lésions de l'artérite oblitérante qui se propagent au delà même du foyer de l'injection, et graduellement le tissu embryonnaire s'organise en tissu fibreux, serré et d'autant plus compact que les vaisseaux y sont moins nombreux et d'un plus petit calibre. » La lumière des vaisseaux sanguins peut même s'oblitérer. On ne rencontre pas de vaisseaux lymphatiques. Ces modifications histologiques s'observent d'une façon générale dans tous les tissus, et M. Coudray a pu voir cette néoformation former une couche de 1 à 1 cent. 1/2 d'épaisseur.

Après une période plus ou moins longue, ce tissu scléreux a des tendances à se constituer en tissu conjonctif plus lâche. Les parties recouvrent leur souplesse et leur forme ; les articulations, grâce à la sclérose péri-articulaire, retrouvent d'abord la résistance que les fongosités leur avaient fait perdre, et plus tard cette synoviale épaissie et scléreuse reprendra peu à peu ses caractères, et les fonctions de l'appareil locomoteur seront encore possibles. En un mot, l'ankylose produite par le chlorure de zinc n'est, dans la plupart des cas, que temporaire ; elle permet le plus souvent d'obtenir, dans la suite, — alors que tout élément infectieux paraît avoir disparu, — une série de mouvements plus ou moins étendus.

Recherches expérimentales. — Des recherches expérimentales ont été faites dans le but de déterminer l'action du zinc sur certains tissus. Nous allons emprunter à l'excellent travail de M. le docteur Mauclair les expériences qu'il a consignées dans sa thèse, et dont quelques-unes ont été faites en collaboration avec M. le docteur Raymond Poux.

Chien, n° 1. — Injection de quelques gouttes de ZnCl (solut. à 1/10):
1° Sur le pourtour de l'articulation tibio-tarsienne droite ; 2° sur le genou gauche ; 3° dans le foie, au plein centre de la glande ; 4° dans le parenchyme pulmonaire.

A la suite des injections, réaction légère : petite escarre à la partie externe de l'articulation tibio-tarsienne. Etat général excellent.

Le chien est sacrifié quinze jours après. A l'autopsie, on voit, à la partie externe de l'articulation du cou-de-pied, une escarre avec suppuration pénétrant jusque dans l'intérieur de la jointure. Les mouvements sont normaux mais produisent quelques craquements. Autour de l'articulation est un véritable manchon de tissu fibreux dur et dense de 1 centimètre environ d'épaisseur, et s'étendant sur une hauteur de 4 à 5 centimètres. Les extrémités sont épaissies. L'articulation du genou est indemne, on trouve sur sa face externe une plaque fibreuse, de l'étendue d'une pièce de cinq francs. Le foie présente une cicatrice fibreuse, étoilée et irrégulière ; il n'y a pas de périhépatite.

Au sommet du poumon : épaississement noirâtre de la grosseur d'un petit pois, entouré d'une zone de congestion légère. Pas d'épanchement pleural. A la base : petite plaque noirâtre de 1 millimètre d'épaisseur et épaississement tout autour.

Chien, n° 2. — Injection de II à IV gouttes aux genoux et aux coudes, dans le poumon droit et dans le foie.

Toux violente, mais pas de fièvre. La toux persiste quand on sacrifie l'animal quinze jours après.

AUTOPSIE. — Genou droit : Le tissu cellulaire sous-cutané est transformé en tissu fibreux ; tout autour, les capillaires sont très dilatés et très apparents. Le périoste est épaissi et l'os augmenté de volume ; rien dans l'article.

Genou gauche : Périoste épaissi ; fongosités sur la surface osseuse.

Coude droit : Épaississement du tissu cellulaire, adhérent au tendon du triceps et allant jusqu'à l'os. Exostose périostale. Dans la cavité articulaire il y a un léger épanchement citrin ; la synoviale est épaissie.

Coude gauche : En dehors, tissu cellulaire grisâtre, épaissi ; adhérence entre la plaque fibreuse et le tendon du triceps, lequel est épaissi et moins brillant ; dilatation des capillaires.

Foie : On ne trouve aucune trace de l'injection.

Poumon : Noyau fibreux du volume d'une noix, avec congestion assez intense ; adhérence de la plèvre diaphragmatique. Pas d'épanchement pleural. A la coupe, tissu dur, grisâtre, ardoisé, et, au centre, sorte de cavernule remplie de produits noirâtres dégénérés.

Chien, n° 3. — Injection de plusieurs gouttes le long des tibias. Injection intra-pulmonaire de quelques gouttes qui ne donnent lieu à aucune réaction.

L'animal est sacrifié trois semaines après. On trouve le long du tibia gauche, un petit épanchement sanguin qui fuse dans les espaces intermusculaires sur toute la hauteur de la jambe et qui est en voie de résorption. Le périoste est sain ; l'os légèrement épaissi. A droite, il n'y a aucune trace de l'injection.

Dans les poumons, au point d'injection, on trouve deux petits foyers corticaux, contenant des débris noirâtres en voie d'élimination vers les bronches. Plèvre normale.

Chien, n° 4. — Mêmes expériences. Au niveau du tibia, il y a seulement un épaississement très net du périoste avec production de petites saillies osseuses. L'os est épaissi. Mêmes lésions pulmonaires.

Lapin, n° 5. — Injections multiples le long du tibia. A l'autopsie, quinze jours après, tous les points injectés sont occupés par de petits foyers caséeux en voie de résorption ; le périoste est épaissi ; pas de trace de périostoses ; l'os est épaissi même au niveau des points non occupés par les petits foyers caséeux.

Ces expériences ont permis de noter de véritables manchons de tissu ostéo-fibreux se formant autour des articulations, à la suite des injections sclérosantes. Les injections viscérales sont bien supportées et ne donnent lieu à aucune réaction de la part des séreuses de revêtement, plèvre ou péritoine, pourvu toutefois que les règles de l'asepsie soient observées.

L'injection négative, faite dans le foie, de l'observation n° 1, pourrait s'expliquer par l'absorption rapide du liquide injecté, dans un organe si vasculaire : d'où peut-être la nécessité, si l'on a jamais des injections à faire dans cette glande, d'augmenter le nombre des gouttes ou plutôt le titre de la solution.

Enfin, la cavernule qui a été notée au sein du noyau fibreux formé à la base du poumon de l'observation n° 2, ne serait autre chose qu'une simple escarre que l'on doit attribuer à la pénétration dans le foyer des microorganismes de l'air. La toux violente qui a suivi l'injection et qui était due, sans aucun doute, à la pénétration du ZnCl dans une bronche d'un certain calibre, semble venir à l'appui de cette hypothèse.

Action du ZnCl sur le tissu osseux. — Le chorure de zinc déposé sous le périoste amène la production d'un tissu osseux nouveau. Sous l'influence de l'irritation produite par le caustique, le périoste s'épaissit, se gonfle, se vascularise ; les vasseaux se dilatent et donnent naissance à une diapédèse intense ; les cellules de la moelle prolifèrent et on trouve entre l'os et le périoste un exsudat glutineux. A cette première phase succède bientôt une ostéite productive : la surface de l'os devient rugueuse, présente de petites aiguilles osseuses, et on observe, au point correspondant, dans le canal médullaire, de petites productions de tissu osseux sous forme de trabécules délicates. Plus tard, cette ostéite productive peut aboutir à nne ostéite condensante, à « l'hyperostose », et on a alors ces ostéomes volumieux dont M. Coudray a entretenu le Congrès français de chirurgie de 1892.

M. le professeur Lannelongue a prouvé d'une façon très démonstrative cette action *ostéogénique* du ZnCl par des pièces anatomiques, présentées à la Société de chirurgie et provenant de ses expériences sur les lapins.

« Une goutte de solution de ZnCl est déposée sous le périoste de l'extrémité inférieure du fémur d'un lapin adulte. L'animal est sacrifié un mois après, et, en comparant le fémur sain au fémur injecté, on constate que ce dernier est beaucoup plus volumineux dans le tiers inférieur de sa diaphyse : il est inégal et son épaisseur est augmentée. A l'examen histologique, on trouve une ostéite, production interstitielle allant jusqu'au canal médullaire. Cependant le médicament n'avait été déposé qu'à la surface de l'os. Il est probable que la néoformation osseuse eût été plus considérable si on avait agi sur un sujet jeune. »

Ce fait expérimental trouvera son application pratique, quand nous parlerons du traitement de la luxation congénitale de la hanche par la méthode sclérogène.

Action du ZnCl sur les surfaces articulaires. — Quant à l'action du chlorure de zinc sur les surfaces articulaires, on peut dire que les phénomènes réactionnels sont modérés. On observe un peu de gonflement et de déformation au niveau de la jointure, mais les phénomènes siègent surtout dans les parties molles. Les surfaces cartilagineuses ne sont pas détruites, mais M. Coudray, dans quelques cas, a pu noter « une teinte grisâtre, mate et métallique, qui donne à ces cartilages l'aspect du vieil argent. » MM. Poux et Mauclaire, au cours de leurs expériences, ont rencontré à l'autopsie d'un chien, auquel ils avaient injecté du ZnCl, « un léger épanchement citrin » dans l'articulation du coude, « ainsi qu'un certain épaississement de la synoviale. »

Action sur le tégument. — Les injections faites immédiatement sous la peau donnent souvent lieu à des escarres. Cet accident est dû en général à une faute d'asepsie opératoire, et provient aussi de ce que l'on ne prend pas la précaution d'essuyer l'aiguille, après chaque piqûre, et de faire de la compression avec un petit tampon d'ouate, pour éviter le refoulement du liquide vers le tégument.

Action du ZnCl sur le parenchyme pulmonaire. — Le ZnCl provoque dans le parenchyme pulmonaire le développement de nodules de pneumonie interstitielle. « Au centre des foyers, on trouve des éléments arrondis, très confluents, au milieu desquels on distingue quelques alvéoles béantes. Sur les limites des îlots inflammatoires, on reconnaît très bien que l'infiltration se produit dans les cloisons interalvéolaires, qui sont épaissies et remplies de cellules rondes dans une certaine étendue, tandis que les cavités alvéolaires sont vides ou ne contiennent qu'un peu de sang modifié. Les vaisseaux présentent aussi leurs lésions habituelles. Quant aux bronches d'un certain calibre, elles montrent leurs parois à peu près saines : la couche fibro-cartilagineuse semble opposer une barrière assez résistante à l'infiltration embryonnaire qui se développe à sa périphérie. C'est peut-être cette circonstance qui explique l'innocuité habituelle de ces injections caustiques dans le parenchyme pulmonaire... Cette absence d'accidents infectieux tient sans doute à ce que le foyer inflammatoire se trouve en rapport avec l'air stérile des alvéoles et des extré-mités bronchiques, et qu'il est protégé contre le contact de l'air septique par la résistance des grosses bronches. »

Action du ZnCl sur les ganglions.— Les ganglions traités par les injections phériphériques de ZnCl, au lieu d'être entou-rés d'un tissu cellulo-adipeux lâche, sont plongés dans un tissu fibreux dense, lardacé, adhérent intimement à eux et dans lequel on trouve les modifications habituelles des tissus sclé-rogénés. « Ce tissu est presque entièrement fibreux, on voit les restes d'hémorragies interstitielles, et les artères y sont le siège d'une endartérite végétante qui les oblitère en grande partie. »

Pour que cette étude fût complète, il eût fallu expérimenter le ZnCl sur les tissus pathologiques, rendre les animaux tu-berculeux, les traiter par le ZnCl, et étudier ensuite par quels stades successifs passent les lésions tuberculeuses in-fluencées par la substance sclérosante. De plus, comme on ne peut pas toujours conclure de l'animal à l'homme, il eût été intéressant de faire l'examen histologique des lésions tubercu-leuses chez l'homme, lésions ayant déjà subi les modifications imprimées par le ZnCl. Mais de semblables études n'étaient guère dans nos moyens, étant donné le champ restreint de nos ressources ; elles demandent à être faites par des person-nalités plus autorisées.

II

Technique générale. — Manuel opératoire

M. le professeur Lannelongue a fixé, dans ses diverses communications, presque tous les points de technique des injections sclérosantes.

Après avoir expérimenté des solutions de chlorure de zinc de titres différents, il a fini par donner la préférence à la solution au dixième, comme ayant l'avantage d'amener une transformation fibreuse, prompte et étendue, sans avoir l'inconvénient de produire des gangrènes ou des abcès. Cependant, quand il faut agir sur des parties superficielles ou sur certaines articulations non recouvertes par une assez grande épaisseur de tissus, il conviendra de n'employer que des solutions à 1/15. Il faut, en effet, compter, dans ce dernier cas, avec les microbes septiques, l'injection créant dans les tissus un lieu de moindre résistance qui deviendra facilement la proie des microbes pyogènes, s'il existe à la peau une légère solution de continuité ou si les précautions aseptiques ne sont pas rigoureusement prises.

Nous n'avons guère employé que des solutions à 1/10, à 1/12 et à 1/15. Ces deux dernières solutions ne nous ont servi que dans quelques cas de tumeurs blanches chez l'enfant. Nous avons fait, avec la solution à 1/10, des injections assez superficielles dans notre observation de lupus, et nous n'avons pas eu le moindre accident à déplorer. Comme l'a conseillé M. Icovesco, il serait bon de faire bouillir, filtrer, puis rebouillir l'eau qui doit servir à la solution.

Comme instrument, nous nous sommes servi de la seringue de Strauss, que nous stérilisions à l'eau bouillante avant chaque intervention. Une seringue de Pravaz ordinaire, à la condition d'être bien aseptique, peut également servir. L'aiguille à adapter à la seringue aura une longueur de 5 à 6 centimètres pour permettre de déposer profondément l'agent thérapeutique. Elle sera flambée à la lampe à alcool avant d'être employée.

Le manuel opératoire variera, comme de juste, selon le but que l'on se proposera d'atteindre. On ne saurait traiter une tumeur blanche, par exemple, comme on traite une pseudarthrose. Nous donnerons, dans le cours de ce travail, les indications particulières à chaque cas, mais il est quelques règles opératoires, posées par M. Lannelongue, qui relèvent de la technique générale.

Il est bien entendu que toutes les précautions aseptiques seront prises avant de procéder à l'injection. La région sera rasée avec soin, puis brossée au savon, lavée à l'alcool et avec une solution antiseptique puissante (Sublimé, phénosalyl).

Les injections seront faites à la périphérie des tissus à modifier, et aussi profondément que possible, en suivant un trajet oblique, surtout quand le point où sera déposée la solution caustique ne sera pas séparé de la peau par une certaine épaisseur de tissus.

On injectera deux ou trois gouttes de solution par piqûre (la goutte de solution correspond à peu près à une division et demie du piston de la seringue de Pravaz). Les points de la peau où siègeront les piqûres seront espacés de 2 ou 3 centimètres.

Le nombre de piqûres variera selon le volume et les dimensions de la lésion à modifier, suivant l'âge du sujet. Il ne faut pas craindre de multiplier le nombre de piqûres, surtout quand on a à agir sur des lésions étendues. La tolérance des tissus vis-à-vis le chlorure de zinc est si grande, que M. Lannelongue a pu injecter jusqu'à 60 et 80 gouttes de solution à 1/10 chez des enfants de huit à douze ans. Il faut tâcher d'obtenir en une seule séance la transformation fibreuse de tout le tissu. Si une seule série d'injections ne suffit pas, on fera une nouvelle séance trois semaines ou un mois plus tard. Ce n'est, en effet, qu'au bout de ce temps que l'on pourra se rendre un compte exact de l'état des tissus transformés.

Après chaque piqûre, l'aiguille sera soigneusement essuyée sur un bourdonnet de coton aseptique pour enlever tout le chlorure de zinc qui pourrait se trouver sur l'aiguille et mortifier les tissus en les traversant. On pourra, pour obtenir un isolement plus complet, tremper à chaque fois l'aiguille dans de la vaseline iodoformée. Ces petites manipulations sont importantes, car elles ont pour but d'éviter tout contact entre la peau et le chlorure de zinc. Il est démontré en effet que, dans les cas d'escarre, la mortification part de l'orifice d'entrée de l'aiguille.

Enfin, il sera bon, dès que l'aiguille est retirée, d'appliquer sur la piqûre un tampon de coton aseptique et d'exercer une légère compression. Cette manœuvre opératoire a pour but d'éviter le refoulement du liquide vers la peau.

Les injections finies, on aseptisera de nouveau la région et on fera un pansement avec de la gaze iodoformée et du coton aseptique.

Quand on agira sur les membres, on aura soin d'éviter les gros tronc nerveux et les vaisseaux importants. M. Achard, dans ses expériences physiologiques, a signalé un accident survenu chez un cobaye à la suite d'une piqûre ayant intéressé la veine fémorale. L'animal mourut une heure après l'injection, probablement d'embolie pulmonaire, car à l'autopsie on trouva une thrombose étendue de la veine fémorale remontant jusque dans la veine iliaque.

Si le membre chez lequel on opère est en position vicieuse,

il faut procéder avant l'intervention, à son redressement. L'anesthésie poursuit alors deux fins : elle supprime la douleur et permet une manœuvre qui sans elle serait irréalisable.

Les injections sclérogènes sont douloureuses, aussi M. Lannelongue conseille-t-il d'employer le chloroforme chez l'enfant. Pour les adultes, une injection de morphine suffira dans la grande majorité des cas à calmer les douleurs assez vives du début. Cette opinion est celle de la plupart des chirurgiens qui se sont occupés de la méthode sclérogène, aussi nous y sommes-nous conformé dans la presque totalité de nos interventions. M. Forgue n'a pas cru nécessaire d'endormir les enfants soumis dans son service aux injections sclérogènes, et nous avons pu nous convaincre par nous-même que l'enfant supportait assez bien ces injections. Néanmoins, dans la pratique ordinaire, quand on n'a pas sous la main un personnel bien dressé, nous croyons que l'anesthésie doit être la règle, car on ne s'expose pas à être dérangé sans cesse par des mouvements brusques de l'enfant ou à voir la pointe de l'aiguille se casser dans les tissus. M. Dubois a employé l'anesthésie locale par la cocaïne, mais sans aucun résultat.

Les soins consécutifs ont une grande importance. Deux ou trois jours après les injections, alors que la réaction inflammatoire se sera calmée, on mettra la partie dont on veut obtenir la transformation fibreuse dans l'immobilité la plus absolue. On exercera de même une certaine compression, car on peut tirer de grands avantages de ce *modus faciendi*, ainsi que MM. Lannelongue et Coudray l'ont démontré. « Pour aider le dégorgement des parties, je fais actuellement toujours de la compression ouatée, c'est-à-dire élastique, deux ou trois jours après les injections ; plus je vais et plus je m'aperçois des bons effets de la compression pour amener cet état sec qui paraît être un des meilleurs caractères de la guérison (1). »

(1) Lannelongue.

« La compression a plusieurs avantages. En premier lieu, elle aide la résolution inflammatoire, c'est un adjuvant antiphlogistique. En second lieu, elle favorise la résorption des foyers sanguins qui pourraient se produire. Enfin, s'il faut traiter un abcès, comme il se produit généralement du liquide à la suite du lavage de l'abcès, elle favorise la résorption de ce liquide (1). »

Pour exercer cette compression d'une façon méthodique, on disposera, autour et au-dessus de la partie malade, des lames d'amadou; « autour, on met une épaisse couche de ouate, descendant jusqu'à l'extrémité du membre, et on serre avec une bande en toile, bien exactement roulée, en allant de bas en haut. On aura soin de prendre, pour ces appareils, du coton cardé ordinaire, car le coton hydrophile est beaucoup plus dur et exerce une compression moins régulière, moins élastique. L'ouate de cet appareil, destiné à rester longtemps en place, se tasse bientôt et la compression se relâche. Il faut donc, de temps à autre, appliquer une bande roulée; et, de temps en temps, on changera complètement l'appareil (2). »

Dès que la pression ne sera plus douloureuse, que le gonflement aura diminué et que les tissus auront pris les caractères du tissu fibreux, l'immobilisation et la compression seront supprimées. On électrisera et on massera les muscles s'il y a de l'atrophie.

Grâce à ce traitement complémentaire nécessaire, on verra « tous les tissus fibreux artificiels périphériques diminuer de dureté, se transformer en tissu cellulaire ordinaire », au point de rendre méconnaissable la lésion primitive.

Enfin, il ne faudra pas oublier le traitement général, qui mettra l'organisme en état de fournir les matériaux nécessaires à la guérison.

(1) Mauclaire, Th. de Paris.
(2) A. Broca, *Traité des tumeurs blanches chez l'enfant*.

III

Phénomènes réactionnels. — Résultats immédiats

La réaction qui suit les injections de ZnCl n'est pas aussi intense que pourrait le faire supposer le titre de la solution employée. La douleur est en général vive pendant les quelques heures qui suivent les injections, mais elle diminue bientôt pour faire place à un endolorissement continu de la région. Il y a d'ailleurs une réaction individuelle à la douleur et de grandes divergences dans son intensité, suivant les sujets. Quelques-uns de nos malades ont souffert pendant deux ou trois jours, mais il suffit en général d'une injection de morphine pour arrêter ces souffrances vives. Tel malade qui souffre après la première intervention supportera facilement les suivantes : le fait est relaté dans plusieurs observations.

La température générale n'est guère influencée par les injections de ZnCl, ainsi que nous avons pu nous en convaincre en faisant prendre la température de nos malades pendant les douze heures consécutives aux injections. La plupart du temps, le thermomètre n'a pas dépassé 38°5, et c'est environ dix heures après les injections que ce point culminant était atteint.

Nous avons bien eu une fois une température de 40° dans la soirée qui a suivi les injections, mais c'était chez un homme à manifestations pulmonaires avec fièvre hectique.

C'est le lendemain et le surlendemain que les phénomènes locaux ont leur maximum d'intensité. La région se tuméfie, les petites bosselures dues aux fongosités se fondent pour ainsi dire et on a un œdème régulier. La température locale s'élève quelque peu à la suite de l'irritation vive produite dans les tissus. La pression et les moindres mouvements

sont douloureux. On a généralement de l'anorexie, de l'in-
somnie, mais ces phénomènes disparaissent dès le lendemain
des injections. L'état général n'est pour ainsi dire pas in-
fluencé.

Accidents opératoires. — Il est une série d'accidents immédiats qu'il importe de signaler. Ce sont d'abord les escarres cutanées qui peuvent tenir à un défaut d'asepsie ou
bien à une faute dans le manuel opératoire, soit que la solution ait été déposée trop superficiellement, soit que l'aiguille
encore humide de ZnCl ait été enfoncée dans les tissus sans
être essuyée, soit enfin que l'on ait négligé de faire de la compression avec un bourdonnet d'ouate pour empêcher le refoulement du liquide vers la peau. Ces escarres sont ordinairement superficielles et ne donnent pas naissance à des
trajets fistuleux, elles se cicatrisent en deux ou trois semaines. On a observé des abcès à la suite des piqûres ; mais
ces abcès ont une origine septique sur laquelle il n'est pas
pas nécessaire d'insister ; il suffira d'aseptiser l'aiguille pour
éviter cet écueil.

Il est un autre ordre d'accidents qui se produisent assez
tardivement : ce sont les épanchements sanguins que M. Lannelongue a signalés le premier et qu'il avait pris dès le début de ses travaux pour des abcès.

Ces épanchements ne donnent lieu à aucune réaction locale ni générale. Leur apparition tardive ne permet pas de
croire qu'ils soient le résultat de piqûres de vaisseaux, mais
leur ferait plutôt attribuer comme origine, des ruptures vas-
culaires se produisant tardivement lorsque l'intégrité de la
circulation profondément modifiée par les injections sclérosantes tend à se rétablir. Les mouvements des parties seraient la cause probable de la rupture des vaisseaux (Mauclaire). Ces épanchements disparaissent très facilement par

la compression et l'immobilité de la région. On les a surtout observés dans les O. A. T. du poignet.

La piqûre des vaisseaux ne paraît pas être un accident redoutable, car M. Lannelongue dit dans son premier mémoire être certain d'avoir traversé avec son aiguille des vaisseaux d'un certain calibre, sans provoquer de trouble sérieux.

On a signalé aussi des troubles vaso-moteurs, tels que rougeur de la peau, œdème, fourmillements, éruption de zona, qui seraient dus à la piqûre d'un nerf.

Enfin, pour terminer cette énumération, nous devons signaler une observation qui figure dans la thèse de M. le docteur David, dans laquelle cet auteur a décrit un érythème zincique à répétition. Il s'agissait d'une O. A. T. du genou ; à chaque série d'injections pratiquées autour de l'article, le membre devenait gonfle, tendu, rouge, tuméfié, et la peau, fortement injectée, se recouvrait d'un érythème miliaire. C'est le seul fait qui ait été relaté.

Nous devrions parler maintenant des résultats éloignés et définitifs de la méthode sclérogène, mais nous ne pourrions faire entrer cette étude dans un cadre général. Nous nous en occuperons à chaque application en particulier. Néanmoins nous pouvons dire, dès maintenant, et sans trop nous avancer, que la méthode sclérogène a donné des résultats durables. Depuis 1891, un grand nombre de sujets ont été soumis aux injections sclérosantes, et les résultats obtenus dans les diverses applications ont été des plus brillants.

DEUXIÈME PARTIE

DES DIVERSES APPLICATIONS DE LA MÉTHODE SCLÉROGÈNE

I

De la méthode sclérogène dans le traitement des tuberculoses chirurgicales.

Action du ZnCl sur les tissus tuberculeux. — Qu'il s'agisse d'un abcès froid du tissu cellulaire, d'une tuberculose osseuse, d'une ostéo-arthrite ou de toute autre manifestation tuberculeuse, le processus tuberculeux est un. Son développement n'a rien de passif, c'est un acte vital et essentiel. L'ensemencement des tissus voisins de la lésion primitive se fait excentriquement, de proche en proche, car c'est toujours à la périphérie de la lésion que se trouve la zone active, « la membrane tuberculogène. » De là une première indication, celle de s'attaquer sans retard à cette zone, cause de tout le mal. Le tissu fibreux va bien créer autour de cette couche envahissante une barrière qui empêchera les lésions de se propager, mais cela suffit-il ? N'importe-t-il pas de s'attaquer au bacille lui-même, sinon directement, au moins d'une façon détournée ? La sclérose qui va englober d'un mur fibreux la zone dangereuse agira sur les vaisseaux en amenant le rétrécissement de leur calibre et souvent même leur oblitération ; la nutrition de ces bacilles sera compromise, et l'on peut espérer les détruire en les affamant. De plus, les vaisseaux lymphatiques vont presque disparaître au milieu de cette même néoformation fibreuse, partant les chances de propagation par cette voie seront diminuées, sinon complètement abolies. Enfin, autour de la néoplasie tuberculeuse, on substitue à un tissu facilement inoculable un tissu fibreux qui, par sa texture serrée, offre une résistance autrement efficace à l'ensemencement bacillaire que le tissu préexistant.

On peut se demander ce que devient le bacille au milieu de ce tissu de formation nouvelle. D'abord, il convient de dire que le ZnCl n'a aucune action spécifique sur le tubercule et qu'il n'agit que sur les tissus qui l'environnent. Les produits phymateux sont isolés au milieu du néo-tissu qui les enserre de toute part, créant autour d'eux comme une barrière. Mais le rôle de ces éléments nouveaux se borne-t-il là ? N'y-a-t-il pas en même temps phagocytose, c'est-à-dire digestion de ces bacilles tuberculeux par les leucocytes ? Cette hypothèse paraît avoir, grâce à la théorie de Metschnikoff, une grande apparence de vérité. M. Coudray n'a pas rencontré le bacille de Koch dans la plupart des produit fongueux traités antérieurement par le ZnCl, mais cette absence de l'élément infectieux n'est pas constante. Le bacille persiste donc quelquefois dans un état d'inaction, encapsulé dans sa gangue fibreuse. Haushalter a démontré que le bacille persiste dans les tubercules crétacés du poumon et y garde sa virulence.

Nous pouvons conclure, par analogie, du poumon aux tuberculoses chirurgicales. D'ailleurs, les récidives malheureusement trop fréquentes et les abcès tardifs qui se développent souvent semblent bien donner raison à cette manière de voir.

Indications et contre-indications. — Suivant la période de l'évolution morbide à laquelle on les observe, les lésions tuberculeuses peuvent se diviser en trois groupes :

Le premier comprendra les lésions au début, les tuberculoses non suppurées et non ouvertes. C'est la phase de crudité du tubercule, celle qui précède la période de ramollissement et de suppuration. Le diagnostic de cette phase initiale doit être fait avec soin, car c'est la période vraiment curable de la maladie. La méthode sclérogène pourra, dans un temps relativement assez court, le plus souvent sans intervention sanglante, amener la guérison et empêcher les désordres graves qui s'observent dans la période suivante. C'est dans cet ordre de faits qu'elle a donné ses plus beaux résultats. Comme l'a dit M. Lannelongue, « elle est d'autant plus sûre qu'elle est appliquée plus tôt. »

Au second groupe appartiendront les tuberculoses suppurées mais non ouvertes. Les portions centrales des fongosités se ramollissent, subissent la fonte purulente. Cette désintégration donne naissance à un pus dont les éléments constitutifs sont des débris caséeux, des granulations graisseuses, des leucocytes morts. Ces tissus désorganisés ne sauraient être régénérés et repris par l'organisme : dès lors, il faut l'en débarrasser. On évacuera ce pus, on lavera les parois de l'abcès, et on aura pour ainsi dire transformé une tuberculose suppurée en une tuberculose non suppurée, sur laquelle on pourra agir avec les injections sclérosantes.

Enfin, dans le troisième groupe, nous ferons entrer les tuberculoses avec trajets fistuleux, séquestres, amas caséeux ganglionnaires. Ce sont ces lésions que M. Lannelongue a désignées sous le nom de tuberculoses suppurées et ouvertes. Les tissus présentent ici deux sortes de lésions : des lésions qui sont encore curables et des lésions irrémédiables. Le $ZnCl$ en agissant sur ces deux lésions d'ordre divers produira des effets différents. Son action irritative se portant sur des tissus à vitalité suffisante, y produira une réaction inflammatoire de bon aloi, une régénération. Au contraire, elle donnera comme un coup de fouet aux tissus mortifiés et amènera une désorganisation plus complète du tissu caséeux; elle provoquera

dans ces tissus mortifiés un état phlegmoneux dont l'abcès est
l'aboutissant ; elle hâtera l'évacuation des tissus mortifiés.
Cette action élective différente sur les tissus seulement altérés
et les tissus définitivement morts sera d'un précieux secours
dans l'intervention opératoire. La méthode sclérogène devra
avoir pour complément un acte chirurgical destiné à purger
l'organisme de ces tissus mortifiés. Mais cette intervention
se fera dans des conditions nouvelles et avantageuses, car elle
sera aussi économique que possible, puisque la limite du mort
et du vif sera bien tranchée, et, de plus, toute chance d'auto-
infection par le bacille tuberculeux sera supprimée, à cause
de l'oblitération des vaisseaux du tissu constituant le compost
opératoire.

Y a-t-il bien des contre-indications à la méthode ? Nous
n'en voyons guère qu'une seule ; ce serait le cas où un malade,
atteint d'une tuberculose locale maligne mettant, à bref délai,
sa vie en danger, ne pourrait pas attendre les bienfaits de la
méthode sclérogène et devrait être soumis à l'amputation.

Comme résultats éloignés de la méthode appliquée aux tuberculoses, nous devons signaler les récidives plus ou moins
tardives. Ces accidents étaient faciles à prévoir, d'après ce
que nous savons sur le mode d'action du ZnCl. Cet agent n'a
aucune action spécifique sur le bacille et il n'agit sur lui
qu'en modifiant ses conditions nutritives ; l'action vraie du
ZnCl s'exerce sur les tissus avoisinants. Quoi d'étonnant
qu'une petite colonie microbienne ait été épargnée et n'ait
pu être englobée dans le processus fibreux ! Ce point deviendra plus tard le centre d'une poussée nouvelle et constituera
la récidive (Coudray, Mauclaire). Mais cette récidive s'effec-
tuera dans un tissu transformé, à texture serrée et très peu
propre à l'ensemencement bacillaire ; la récidive sera forcé-
ment limitée, et une nouvelle séance d'injections en viendra
facilement à bout.

La guérison définitive est souvent atteinte. La méthode paraît encore jeune pour permettre une pareille affirmation; mais nous croyons qu'une trêve de trois ans dans une tuberculose osseuse, par exemple, peut bien s'appeler guérison, surtout quand les malades ont recouvré leur activité fonctionnelle et sont soumis à des travaux fatigants.

2° TRAITEMENT DES TUBERCULOSES DU TISSU CELLULAIRE PAR LA MÉTHODE SCLÉROGÈNE.

L'abcès tuberculeux doit être défini, avec M. Lannelongue, « une tumeur, liquide ou non, essentiellement caractérisée par une paroi propre ou membrane comprenant des éléments embryonnaires, des nodules tuberculeux et des vaisseaux, paroi dont le centre, dégénéré, se désagrège pour former en général un liquide plus ou moins analogue au pus, tandis que la périphérie, essentiellement active, jeune et virulente, infecte les tissus voisins en se substituant à eux, en les englobant dans son processus. »

Le traitement de choix de ces abcès est l'extirpation; mais, pour être vraiment utile, cette extirpation doit être complète et s'étendre à la poche ainsi qu'à tous les prolongements de la tumeur. C'est dire que ce procédé n'est pas toujours applicable, car on a souvent affaire à des tuberculomes volumineux à trajets fistuleux, à prolongements nombreux. Dans les cas de ce genre, la méthode sclérogène semble devoir être employée pour préparer le terrain à l'intervention et faire cesser toute chance d'auto-inoculation.

Quand on se trouve en face d'abcès tuberculeux, il faut suivre la pratique de M. Lannelongue, vider l'abcès, laver sa cavité avec de l'eau stérilisée et pratiquer ensuite des injections périphériques de ZnCl. Si c'est un simple abcès, le liquide ne se reformera ordinairement pas ; mais, s'il est symptomatique d'un séquestre, l'abcès pourra se reformer à nouveau et s'ouvrir spontanément. La sclérose périphérique permettra alors d'intervenir sans crainte.

Quand le tuberculome est à sa période de crudité, les injections sclérosantes assureront facilement sa régression fibreuse. Nous verrons plus loin le même phénomène se produire à propos des ganglions lymphatiques arrivés à la phase hypertrophique.

Les tuberculoses du tissu cellulaire se développant le plus souvent secondairement à des tuberculoses articulaires, la plupart des observations relatant ces cas se trouveront comprises dans les tuberculoses ostéo-articulaires.

Observation Première. M. LANNELONGUE (Mémoire présenté à l'Académie de médecine, 1891). *Abcès costal non ulcéré.*

Sa... (Louise), cinq ans et demi, atteinte depuis huit mois.

Fongosités costales siégeant au niveau des sixième et septième côtes en arrière et au-dessous du mamelon, du volume d'une petite noix, un peu aplaties, donnant lieu à une fluctuation douteuse, mobiles sous la peau, mais paraissant adhérer au bord supérieur de la septième côte.

Injections : du 16 mars au 29 avril, XII gouttes de solution à 1/40, et VI gouttes de solution à 1/20.

Résultats : La plaque est devenue de plus en plus dure. Après la première injection, il n'était plus possible de retrouver la fluctuation.

Le 6 mai, on ne sentait plus qu'une plaque extrêmement dense et très diminuée de volume, qui, le 1er juillet, est absolument fibreuse.

Observation II. M. LANNELONGUE (*loco citato*). *Plaque de fongosités costales non abcédée.*

Sou... (Valentine), douze ans. Tumeur fongueuse large comme une pièce de cinq francs, siégeant au niveau des sixième, septième et huitième côtes gauches, en arrière du mamelon et diffuse. Elle n'est pas séparée des tissus voisins par des contours bien nets. Elle est molle, mais ne présente de fluctuation en aucun point. Elle est mobile sous la peau et sur les tissus sous-jacents, sauf en un point. La septième côte est douloureuse à la pression au niveau de la tumeur.

Du 16 mars au 22 avril, 9 piqûres périphériques avec la solution à 1/20 et 2 piqûres avec la solution à 1/40.

Résultat : La plaque toujours mobile, sauf en un point où elle est restée adhérente, n'a plus que le volume d'une pièce de deux francs. Elle est dure dans toute son étendue, sauf au centre où se trouve un point ramolli.

Le 6 mai, ablation de la plaque avec les téguments qui la recouvrent. La côte à laquelle elle adhérait est recouverte en ce point d'un périoste très épais. A la coupe de la tumeur, on voit au centre, au lieu du petit abcès qui avait motivé l'intervention, exister un petit caillot sanguin rappelant un corps jaune de l'ovaire. Petites infiltrations sanguines dans le reste de la coupe. La tumeur est formée d'un tissu très dense, d'aspect fibreux. L'examen histologique a révélé l'existence d'un tissu fibreux serré, mélangé de quelques lobules de graisse ; pas de trace de tissu tuberculeux. Au milieu des éléments conjonctifs se trouvent des infiltrations sanguines très ténues ; quelques artères sont oblitérées et atteintes d'artérite très accusée.

Observation III. M. PRENGRUEBER (Bull. de Soc. de chir., XVII, p. 724, 1891). *Abcès froid traité par la méthode sclérogène.*

Femme de vingt-neuf ans, à antécédents tuberculeux pulmonaires.

Il y a trois mois, s'est développé au niveau de la quatrième côte droite un abcès froid tuberculeux du volume d'une orange. La poche fut incisée, lavée avec soin sans grattage, sans résection osseuse, puis injection de 11 gouttes de $ZnCl$ aux quatre points cardinaux de la tumeur. Au bout de quinze jours, la cicatrisation était parfaite. Il va sans dire que l'état pulmonaire n'a pas été modifié, mais la malade, débarrassée de ce foyer tuberculeux, de la suppuration et des douleurs qui en étaient la conséquence, a vu son état général s'amender sensiblement.

Dans ces trois cas de tuberculose du tissu cellulaire, nous voyons la méthode donner trois guérisons. Employée comme

méthode pure dans l'observation I, elle amène la guérison
d'un abcès costal. Dans l'observation II, elle prépare le terrain à une opération complémentaire, pratiquée, grâce à la
sclérose, dans des conditions aussi économiques que possibles et à l'abri de toute auto-inoculation. L'examen de la
partie excisée montre, d'ailleurs, qu'il n'y a plus d'agent infectieux. Enfin, dans l'observation III, la méthode a été employée à la suite d'une intervention et a amené une guérison
très rapide.

3° TRAITEMENT DES TUBERCULOSES OSSEUSES PAR LA MÉTHODE SCLÉROGÈNE.

La tuberculose, fréquente dans le tissu osseux, peut y
exister sous la forme diffuse, et alors on a des granulations
disséminées dans tout le squelette, ou bien sous une forme
localisée à foyers plus ou moins étendus. Cette dernière seule
relève de la chirurgie. Le foyer osseux initial constitué aura
des tendances à se propager vers les tissus voisins, et il se
fera jour, après avoir envahi la barrière que peut lui opposer
le périoste ou le cartilage, soit vers le tissu cellulaire en
constituant un abcès ossifluent, soit vers l'articulation en
provoquant une ostéo-arthrite.

Quelle que soit son évolution ultérieure, la tuberculose
osseuse passe par trois phases cliniques : dans la première,
le foyer est exclusivement osseux; dans la deuxième, il est
constitué par l'extension aux parties voisines ; dans la troisième, par l'ouverture du foyer en dehors (Lannelongue).

Le traitement variera suivant le degré plus ou moins avancé
de la lésion.

Nous n'avons en vue ici que les cas où les lésions osseuses
se propagent au tissu cellulaire. Nous étudierons dans le cha-

pitre suivant les cas beaucoup plus graves où l'infection bacillaire se communique aux articulations.

A la première période, c'est-à-dire lorsque la lésion ne se
manifeste que par une certaine gêne fonctionnelle, par des
douleurs spontanées vagues et des points douloureux à la
pression, bien localisés sur le tissu osseux, on ne saurait son-
ger à une intervention quelconque. A une période plus avancée, quand le gonflement osseux et la déformation seront
perceptibles, il importera d'intervenir pour éviter les désordres de la période suivante. La méthode sclérogène donnera
alors de bons résultats, car la lésion intra-osseuse est accessible à l'agent thérapeutique.

M. Lannelongue a montré, avec preuves à l'appui, que
la sclérose osseuse à distance peut s'obtenir en déposant le
ZnCl sous le périoste où rampent les vaisseaux nourriciers.
L'agent médicamenteux suit volontiers ces vaisseaux et va
effectuer son travail de sclérose jusqu'à la moelle.

Lorsque l'abcès sera constitué, on agira comme nous
l'avons dit dans un chapitre précédent : on extirpera cet
abcès comme une tumeur, ses parois seront lavées avec de
l'eau distillée et on pratiquera des injections sclérosantes.

Si les lésions en sont arrivées à la période d'ulcération, on
pratiquera des injections de ZnCl pour préparer le terrain à
l'intervention opératoire que la méthode sclérogène ne saurait
remplacer.

Observation IV (Personnelle). *Manifestations tuberculeuses multiples. —*
Spina ventosa du pouce.

Le nommé Pey..., âgé de dix-neuf ans, entre le 25 février 1892 à
l'hôpital de Toulon, dans le service de M. le Dr Carence.

Pas d'antécédents héréditaires. Mauvais antécédents personnels :
nombreuses cicatrices d'adénites cervicales. Présente des manifestations tuberculeuses multiples : 1° une O. A. T. suppurée et ouverte

de l'articulation tibio-tarsienne ; 2° un spina ventosa ulcéré du pouce gauche ; 3° une ulcération tuberculeuse à la portion moyenne du stérnum ; 4° de nombreux ganglions ramollis. L'état général est mauvais, ainsi que l'état pulmonaire.

14 mars. — Le pouce est augmenté de volume, gonflé, en forme de fuseau ; il y a plusieurs trajets fistuleux sur la face dorsale. Injection de 8 gouttes de solution à 1/10 en quatre piqûres. Douleur pendant quelques heures. Peu de réaction locale.

1er avril. — Les injections ont produit un bourrelet fibreux autour des lésions : deux trajets fistuleux sont presque obturés.

3 .— Injection de 8 gouttes de solution autour du spina ventosa et de 12 gouttes autour de l'articulation tibio-tarsienne. Réaction peu intense, mais douleur au pouce assez vive.

20. — Le spina ventosa s'améliore : deux trajets fistuleux sont cicatrisés. Injection de 4 gouttes autour du dernier orifice.

Injection de 10 gouttes autour de l'articulation du cou-de-pied.

20 mai. — Le spina ventosa est grandement amélioré et permet d'espérer une guérison prochaine ; l'articulation tibio-tarsienne a subi une transformation fibreuse partielle. Le malade demande à sortir.

Les observations d'ostéite traitées par le ZnCl que nous avons pu compulser appartiennent presque toutes à des tuberculoses des os courts. Ce sont pour la plupart des tuberculoses suppurées, à trajets fistuleux, localisées aux doigts, aux métatarsiens, aux métacarpiens, à la clavicule. Les résultats ont été bons, quoiqu'on ait agi sur des lésions avancées. C'est ainsi que, sur 18 observations, on a eu 11 guérisons, 5 améliorations et 2 cas où les injections n'ont donné aucun résultat et où l'on a dû pratiquer l'amputation d'un doigt. Il est vrai que la méthode n'a été employée, dans la plupart des cas, que comme méthode auxiliatrice et dans le but de préparer le terrain pour l'acte opératoire.

4° TRAITEMENT DES OSTÉO-ARTHRITES TUBERCULEUSES PAR LA MÉTHODE SCLÉROGÈNE.

Dans la grande majorité des cas, l'arthrite tuberculeuse succède à une lésion osseuse primitive, soit que l'infection ait lieu par la voie sanguine ou la voie lymphatique, soit que les fongosités se fassent jour à travers le cartilage articulaire, soit enfin, ce qui arrive le plus fréquemment, que l'infection s'effectue de proche en proche, le foyer primitif ayant évolué vers la surface de l'os et ayant infecté la synoviale au niveau du point où celle-ci s'applique sur le tissu osseux.

« Étant donné que la nature du mal est infectieuse et que celui-ci se propage localement par une infection, en même temps que l'économie est menacée, on doit chercher une gué·rison prompte, et pour cela deux voies thérapeutiques sont en présence : dans l'une, on supprime l'articulation ou le membre ; dans l'autre, on cherche à conserver le plus possible, tout si cela se peut, aussi bien la forme que les fonctions, en modifiant les tissus, en luttant localement contre le bacille, de telle manière qu'on n'en voie plus les effets et que la partie malade revienne, dans certains cas, à l'état normal. Il ne sera douteux pour personne que, à mérite égal, ce sont les méthodes conservatrices qui doivent l'emporter. » (Lannelongue.)

La méthode sclérogène a été surtout appliquée dans le traitement des O. A. T. Son application apparaît dès qu'il y a des fongosités dans la synoviale, mais l'état des lésions modifiera les résultats.

C'est dans les tuberculoses non suppurées que la méthode a obtenu ses plus beaux succès et qu'elle a pu, à elle seule, sans le secours d'aucune intervention, amener une guérison durable. Dans les formes purulentes, au contraire, les injections sclérogènes, sous peine d'être impuissantes, comportent l'adjonction d'opérations complémentaires. Comme le dit M. Lannelongue, « la méthode a alors un double effet. Comme toujours, elle transforme les tissus tuberculeux susceptibles de guérison ; d'autre part, elle met en évidence les points où toute réparation est désormais impossible, rend apparents les foyers caséeux qui deviennent en quelques jours des abcès évidents, indiquent la présence et le siège d'un séquestre, etc...

Loin donc d'empêcher une intervention chirurgicale nécessaire, elle la commande et la précise exactement ; mais elle n'admet pas les sacrifices inutiles et elle fait la part de ce qui doit être enlevé et de ce qui va servir, au contraire, à la réparation de la jointure. Elle substitue ainsi aux grandes opérations réglées à l'avance des opérations atypiques, curettage d'abcès, extraction de séquestres... uniquement basés sur l'état des lésions et respectant avec soin les parties utilisables. L'action que l'on exerce ainsi sur le tissu morbide est à la fois plus rationnelle et aussi efficace, puisqu'on a pris soin de délimiter le mal dans un nouveau tissu. Toutes ces opérations se font avec la plus grande facilité lorsqu'on a réalisé les conditions précédentes.

En présence d'une forme suppurée ouverte ou non ouverte, il convient donc d'employer tout d'abord la méthode sclérogène. Dès que les phénomènes réactionnels commencent à s'amender, c'est-à-dire au bout de huit à quinze jours, on devra pratiquer les opérations complémentaires reconnues utiles et indiquées. »

Avant d'aborder la technique particulière à chaque articution, nous indiquerons tout d'abord, comme règle générale, que les injections doivent être faites dans les régions d'où les synoviales tirent leurs vaisseaux, c'est-à-dire sur l'os, au niveau de leur surface de réflexion. En s'adressant ainsi aux sources nourricières du produit pathologique et en modifiant

complètement les conditions de sa vascularisation, la méthode
contribue puissamment aux modifications de ce produit lui-
même.

Articulation de l'épaule. — La synoviale ayant comme
point d'insertion le bourrelet glénoïdien du côté de l'omoplate
et le pourtour de la surface articulaire du côté de l'humérus,
pour modifier cette séreuse il faudra déposer la solution profondément sur le rebord glénoïdien et sur la tête humérale.
De plus, comme la synoviale envoie un prolongement important qu'accompagne la longue portion du biceps, et que les
fougosités ont une prédilection marquée pour ce cul-de-sac,
il importera de l'atteindre. L'articulation de l'épaule est abordable par sa face antérieure, sa face externe et sa face postérieure.

Articulation du coude. — A la face antérieure, la synoviale tapisse les fossettes coronoïde et sus-condyliennes, et
forme à leur niveau le cul-de-sac sus-coronoïdien. En arrière, la
synoviale tapisse la fosse oléocrânienne, en formant le cul-de-
sac tricipital. Ce cul-de-sac est recouvert par le triceps, qui,
par quelques-unes de ses fibres, y prend attache. Lorsque
cette portion de la synoviale est envahie par des fongosités
ou du liquide, les deux dépressions normales qui existent de
chaque côté de l'olécrâne sont remplacées par des saillies. Il
existe un troisième prolongement se dirigeant en bas et en
dehors, qui va constituer la synoviale radio-cubitale postérieure. Il faudra poursuivre les fongosités dans ces divers
prolongements, mais c'est surtout sur le cul-de-sac sous-tricipital que l'on aura à intervenir, car c'est le lieu d'élection
des masses fongueuses et des trajets fistuleux ; c'est d'ailleurs
la face postérieure qui est le plus facilement abordable. La

face antérieure présente à éviter le nerf médian et l'artère
humérale, qui, tous les deux, passent au milieu de la ligne
unissant l'épitrochlée à l'épicondyle. On évitera le nerf cubi-
tal dans sa gouttière rétro-épitrochléenne et le nerf radial
quand il contourne la tête radiale.

Articulation du poignet. — « Dans la tumeur blanche du
poignet, les fongosités se limitent rarement à la synoviale articulaire. Le plus souvent, elles se propagent aux gaines des
extenseurs, et assez fréquemment aussi elles s'étendent aux
gaines des fléchisseurs. » (Lannelongue). Aussi ne faudra-t-il
pas craindre de traverser les gaines pour pénétrer jusqu'à l'os.
Les rapports vasculo-nerveux rendent l'articulation surtout
abordable par les côtés et par la face postérieure.

Doigts. — Au niveau des doigts, on se rappellera que les
injections devront être faites très obliquement, car une mince
couche de tissus sépare la peau de l'articulation. Il serait bon
de diminuer le titre de la solution.

Articulation de la hanche. — La face antérieure de l'articulation n'est pas abordable, à cause du paquet vasculo-nerveux. On pourra atteindre la synoviale en pratiquant les injections à travers la masse des adducteurs. La voie la meil-
leure à suivre est la face postérieure.

Pour l'atteindre, le membre étant fléchi et en adduction, on
contournera le rebord supérieur du grand trochanter et on
tombera ainsi droit sur la tête fémorale entourée de sa synoviale. Il faut éviter le nerf sciatique et les vaisseaux fessiers,
mais ils passent loin du bord postérieur du grand trochanter
qui est un point de repère important.

Ici, la compression ne pouvant s'effectuer, on la remplacera
efficacement en immobilisant le membre par l'extension conti-
nue. Ce sera le plus sûr moyen d'empêcher les surfaces articulaires de se comprimer l'une par l'autre et d'éviter les des-
tructions osseuses et les inoculations.

Articulation du genou. — Nous citerons ici la technique de M. Lannelongue, telle qu'il l'a donnée dans son premier mémoire. Chaque région de la synoviale doit être considérée à part, car on peut la traiter isolément en quelque sorte. Le cul-de-sac supérieur et les latéraux qui lui font suite accusent nettement leurs contours ; j'enfonce une aiguille au-dessus du cul-de-sac supérieur, de manière à atteindre le fémur au niveau de la réflexion de la synoviale fongueuse, et je dépose la solution sur le fémur même, au point indiqué au-dessus et au-dessous du périoste. Il est ainsi déposé en quatre ou cinq piqûres, profondément sur la demi-circonférence du cul-de-sac supérieur, 8 à 10 gouttes de solution pour le genou d'un enfant de dix ans ; j'estime qu'il faudrait un tiers en plus ou près du double pour un adulte.

Les parties de la synoviale placée au-dessous de la rotule de chaque côté du ligament rotulien sont aussi accessibles, mais il importe de faire ici quelques remarques et de ne pas se livrer au hasard en injectant indifféremment dans un point ou un autre ; il s'agit de procéder avec méthode. Je prends le quartier de synoviale placé au-dessous de la rotule, en dedans du ligament rotulien. J'enfonce l'aiguille sur le bord de la rotule et je la dirige parallèlement au bord du ligament rotulien, un 1/2 centimètre à 1 centimètre en dedans de ce bord ; je laisse ainsi tomber 2 gouttes de solution ; il importe ici, pour éviter une escarre, de faire que l'aiguille soit sous l'aponévrose, c'est-à-dire engagée dans la couche superficielle des fongosités ; on peut incliner l'aiguille et faire une seconde injection plus en dedans ; et, pour rendre la transformation plus rapide et plus sûre, j'injecte la même quantité parallèlement au bord supérieur de l'épiphyse du tibia au niveau de la réflexion de la synoviale sur ce bord. On n'oubliera pas que cette réflexion est très près du bord articulaire de l'épiphyse du tibia.

On procède de la même façon pour la région ou le quartier externe de la synoviale sous-rotulienne. On se rappellera, d'ailleurs, que ces régions sont souvent moins fongueuses que le cul-de-sac supérieur, et que surtout les parties postérieures de la synoviale des régions externe ou interne, au niveau du tibia, sont beaucoup moins altérées, d'habitude, que le reste de cette membrane. On arrive ainsi jusqu'aux parties postérieures de la synoviale, qu'on peut atteindre de la même façon.

Articulation tibio-tarsienne. — Au niveau de cette articulation, si « toute la synoviale est fongueuse, on procède à des injections : en avant, sur le bord antérieur du tibia au-dessous des extenseurs, en pratiquant deux ou trois piqûres sur le bord antérieur du tibia, sous les tendons ; on ne se préoccupera point des gaines tendineuses qui sont, d'ailleurs, très souvent atteintes. En dedans, on injectera au-dessous de la malléole et le long de cette saillie osseuse, en arrière et surtout le long du tendon d'Achille. Je répète que dans ces régions on doit enfoncer l'aiguille et pénétrer même dans les fongosités à la périphérie. Enfin, on termine de la même manière en dehors.»

On aura soin de ne pas blesser les artères tibiales antérieure et postérieure, les nerfs tibiaux et saphène externe ; ce dernier longe le bord postérieur de la malléole externe.

Tarse et phalanges. — Les articulations du tarse et des phalanges ne présentent rien de particulier à signaler, si ce n'est la pédieuse, qu'il sera facile d'éviter.

Mal de Pott. — Quant à la technique des injections dans le mal de Pott, c'est M. Coudray qui l'a fixée dans sa communication au Congrès de chirurgie de 1891 :

« Il faut prendre pour repère le sommet de l'apophyse transverse de la vertèbre qu'on veut injecter sur l'adulte. Le sommet de cette apophyse se trouve à 4 cent. 1/2 ou 5 centimètres en dehors de l'apophyse épineuse de la vertèbre correspondante et sur un plan supérieur à celui du sommet de l'apophyse épineuse elle-même.

Il en résulte qu'après avoir reconnu avec le doigt et l'aiguille le sommet de l'apophyse transverse, il suffit de se porter immédiatement au-dessous, en dirigeant l'aiguille perpendiculairement à la direction de l'apophyse épineuse ; on arrive directement sur la face latérale de la vertèbre. Il faut se munir d'aiguilles longues, d'environ 10 centimètres, et peu flexibles.

« En procédant ainsi, j'ai injecté de chaque côté, sur les deuxième, troisième et quatrième vertèbres lombaires, en tout douze gouttes de la solution au dixième, en six piqûres à la surface du tissu osseux lui-même. Il est vraisemblable de croire que l'irritation provoquée par le liquide sera susceptible, entre autres effets, d'amener, comme nous le voyons sur le fémur, une ostéite productive favorable à une guérison plus prompte, et à la surface du périoste des densifications contribuant, pour leur part, à limiter et à arrêter les lésions en évolution. »

Les soins consécutifs seront les mêmes que dans les autres applications de la méthode. On immobilisera la jointure avec un appareil plâtré, et on fera la compression ouatée.

Observation V (Inédite). Due à l'obligeance de M. le Dr AUZILLION). *O. A. T. suppurée et ouverte de l'art. des deuxième et troisième phalanges de l'annulaire droit.*

Mlle N. D., âgée de vingt ans, s'enfonce une aiguille dont la pointe se casse dans l'articulation phalangino-phalangétienne de l'annulaire droit. Tuméfaction et douleur. Abcès consécutif s'ouvrant à l'extérieur et donnant lieu à une fistule, qui, à plusieurs reprises, s'obture, puis s'ouvre de nouveau. L'incision au bistouri et des pansements antiseptiques n'ont donné aucun résultat ; la lésion s'éternise ainsi durant plusieurs mois. La marche torpide de l'affection et des lésions pulmonaires concomitantes font penser à une lésion tuberculeuse. On institue la méthode de Lannelongue, et l'on pratique quatre injections d'une goutte chacune de la solution à 1/12 de ZnCl. — Réaction très vive.

Trois semaines après, la fistule est complètement obturée ; le gonflement a beaucoup dininué.

Un mois et demi après l'injection, tout gonflement a disparu et la guérison est obtenue. Il y a une ankylose fibroïde de l'articulation, et la malade se sert très bien de son doigt. Peut-être peut-on espérer voir ce tissu fibreux se transformer plus tard en tissu cellulaire lâche, et donner à l'article un peu de laxité.

Observation VI (Personnelle). *O. A. T. du coude droit, non suppurée.*

A..... (Marie), âgée de trois ans, entre le 20 septembre 1892 à l'hôpital de Toulon, dans le service de M. le Dr Carence. Le coude est rouge, tuméfié, plus chaud que le coude sain. La pression réveille de la douleur au niveau de l'extrémité inférieure de l'humérus. L'avant-bras est fléchi à angle obtus sur le bras. Les mouvements communiqués sont très douloureux, car l'enfant pleure dès qu'on la touche.

21 septembre. — L'enfant est anesthesié avec du chloroforme. Son avant-bras est fléchi à angle aigu sur le bras, et cette position est maintenue par un appareil plâtré. On profite du sommeil chloroformique pour pratiquer autour du coude douze piqûres de II gouttes chacune avec la solution à 1/10.

L'enfant souffre pendant la soirée et est très agitée pendant la nuit.

23. — L'enfant se plaignant toujours, on défait le pansement. Le gonflement de l'article est très considérable, les téguments sont chauds, tuméfiés ; œdème de la main. Le bandage plâtré, provoquant une constriction trop forte, est enlevé et remplacé par un appareil plus lâche. Compression ouatée.

30. — L'enfant va très bien : ne souffre plus ; a bon aspect. L'état général est excellent.

10 octobre. — La sclérose est obtenue. La pression ne détermine pas de douleurs, mais il y a toujours une certaine tuméfaction du membre.

1er novembre. — On enlève l'appareil plâtré et on fait jouer l'articulation. Les mouvements sont assez limités. La flexion existe de par la position donnée au membre, mais le mouvement d'extension ne peut dépasser l'angle droit.

20. — L'extension se fait mieux. L'enfant est mise exeat. Plus aucune espèce de douleur à la pression. Les températures du coude malade et du coude sain sont identiques.

Observation VII (Inédite) Due à l'obligeance de M. Estor, professeur agrégé, et recueillie par M. Gaudibert, externe du service. *O. A. T. non suppurée du genou droit.*

X..., âgé de cinq ans, entre le 5 mars 1894 dans le service de M. le professeur Dubrueil, suppléé par M. Estor. Aucun renseignement sur les antécédents héréditaires du sujet. L'enfant est doué d'une constitution moyenne.

A l'examen, le genou droit présente une déformation notable. L'article est tuméfié et tout relief osseux a disparu. La peau présente une coloration d'un blanc mat. Atrophie musculaire peu accentuée portant sur le triceps. La palpation permet de percevoir des fongosités mollasses occupant principalement le cul-de-sac supérieur de la synoviale et donnant une sensation de fausse fluctuation. Tuméfaction au niveau du condyle interne du tibia ; peu de fongosités de chaque côté du ligament rotulien. Pas de point douloureux à la pression. La rotule est mobile. En somme, tumeur blanche ayant probablement débuté par la synoviale ; système osseux encore presque indemne. Le membre est légèrement fléchi sur la cuisse. Mouvements limités.

Le 6 mars, l'enfant est mis sous le chloroforme ; on fait une séance d'injection au ZnCl (solution à 1/10). 5 piqûres entourant le cul-de-sac supérieur et pénétrant jusqu'à l'os ; 2 piqûres sur chacun des côtés du ligament rotulien. Le lendemain, immobilisation dans un plâtré.

Pas de fièvre, ni d'escarre.

21. — Même séance.

10 avril. — Même séance.

Actuellement, les fongosités occupant le cul-de-sac sous-tricipital ont disparu à peu près complètement. L'enfant présente la même gêne articulaire qu'il présentait avant, mais son genou a repris une forme normale. Seule, l'hypertrophie du condyle interne du tibia n'a pas complètement disparu.

Observation VIII (Personnelle). *O. A. T. suppurée du genou gauche*

V... (Augustine), dix-neuf ans, entre à l'hôpital de Toulon le 23 avril 1892, dans le service de M. le Dʳ Carence.

Il y a trois ans, aurait eu une péritonite tuberculeuse (?), soignée à l'hôpital de Draguignan. Présente au cou des cicatrices d'adénites suppurées. A eu des filets de sang dans ses crachats ; a toussé pendant plusieurs mois. Sueurs profuses et aménorhée pendant quatre mois.

A fait un premier séjour à l'hôpital en janvier, pour embarras gastrique. C'est à cette époque qu'elle a commencé à ressentir des douleurs vagues dans le genou, mais cela ne l'empêchait pas de sortir quinze jours après.

La marche devenant plus douloureuse, la malade entre de nouveau à l'hôpital. Le genou est un peu augmenté de volume et a pris un aspect légèrement globuleux.

La palpation permet de reconnaître un bourrelet fongueux encadrant la rotule, faisant saillie en haut, de chaque côté du triceps, et se prolongeant en bas sur les bords du tendon rotulien. Pas d'épanchement synovial.

Légère augmentation de la température locale. La douleur est vague, sans point douloureux bien localisé à la pression. Ganglions inguinaux et poplité engorgés.

Tendance à la flexion de la jambe sur la cuisse. Les mouvements sont possibles, mais douloureux. État général assez médiocre ; inappétence ; teinte chlorotique. A l'auscultation, la respiration est légèrement soufflante aux deux sommets.

Le 4 mai, injection de 2 cent. cubes de solution à 1/10 de ZnCl en 16 piqûres : 4 piqûres de chaque côté du tendon tricipital au-dessus du cul-de-sac supérieur de la synoviale, et 4 piqûres de chaque côté du ligament rotulien pour atteindre les culs-de-sac latéraux. Immobilisation dans une bonne attitude à l'aide d'un appareil plâtré. Bandage légèrement compressif avec du coton cardé. Les injections provoquent une douleur assez vive, qui persiste pendant toute la matinée et nécessitent une injection de morphine, le soir, à la contre-visite. Pas de réaction fébrile ; la température a été prise toutes les heures, et la plus haute division obtenue a été 37°5. Nuit bonne.

6. — Le gonflement du genou est uniforme : on ne sent plus les petits ressauts formés par les fongosités. Peau légèrement tuméfiée. Compression méthodique.

27. — L'état général est excellent : la malade dit ne s'être jamais si bien portée. Les douleurs ont complètement disparu, mais les fongosités ne paraissent pas avoir été entièrement sclérosées. Nouvelle séance d'injection : XX gouttes de solution à 1/10. Mêmes phénomènes réactionnels peu intenses, si ce n'est la douleur qui persiste pendant deux jours.

20 juin. — Les fongosités sont complètement sclérosées et forment un relief appréciable au doigt.

30. — On enlève l'appareil plâtré et on commence à imprimer quelques mouvements timides à l'articulation. Raideur articulaire. Massage.

15 juillet. — La malade se lève et commence à faire quelques pas avec l'aide de béquilles.

Septembre. — La malade marche avec le secours d'une canne.

Novembre. — La marche s'effectue très bien.

Les mouvements s'exécutent sans douleur, et ont presque leur amplitude normale : la flexion seule ne peut dépasser l'angle droit.

Le volume et la température des deux genoux sont les mêmes.

La malade est mise exeat.

28 mars 1893. — La malade est revue. La guérison se maintient. Les mouvements gagnent en amplitude ; la flexion dépasse l'angle droit. La rotule est un peu moins mobile que celle du côté sain.

Janvier 1894. — La guérison s'est maintenue.

Observation IX (Personnelle). *O. A. T. du genou droit, suppurée, non ouverte.*

La nommée A... (Marie), âgée de trois ans et demi, entre à l'hôpital de Toulon, le 5 mai 1892, dans le service de M. le Dr Carence. Pas d'antécédents héréditaires. Début il y a un an à la suite d'une chute sur le genou. Le gonflement a fait son apparition il y a cinq mois.

A son entrée, la jambe est fléchie sur la cuisse ; le genou est le siège d'un gonflement très volumineux. La circonférence du genou malade a 7 centimètres de plus que celle du genou sain. La palpation est très douloureuse ; elle permet de reconnaître de grosses masses fongueuses tout autour de la rotule et dans le cul-de-sac supérieur. Le moindre ébranlement de la jointure fait pousser des cris à l'enfant. La douleur rend tout mouvement impossible. Augmentation assez marquée de la température locale. État général médiocre.

7 mai. — L'enfant est sous le chloroforme. Redressement de la jambe.

Injection de 1 centimètre cube de solution. Appareil plâtré.

Peu de réaction locale. Douleur vive pendant toute la journée.

10 juin. — Sclérose incomplète. Les douleurs vives ont disparu ; le gonflement diminue. Nouvelle injection de 1 cent. cube de solution à 1/10.

30. — L'état général est devenu très bon. L'enfant mange et dort très bien. Toute douleur a disparu, mais la température du membre malade est toujours plus élevée que celle du membre sain. On enlève l'appareil plâtré. La mère demande à sortir avec son enfant.

10 juillet. — La mère nous écrit que l'enfant commence à se lever et à appuyer la jambe par terre sans ressentir de douleurs.

20 août. — La mère nous apprend que son enfant a fait une nouvelle chute sur le genou malade et que le genou devient encore volumineux. Nous la prions d'amener son enfant à l'hôpital. Elle entre de nouveau le 24 août.

24. — Le genou est tuméfié, mais légèrement. Sur le bord interne de l'article, il y a une petite fistule autour de laquelle nous faisons une nouvelle série d'injections. Appareil plâtré.

15 septembre. — La sclérose paraît obtenue : grattage de la fistule.

10 octobre. — L'état local est très amélioré. L'orifice de la fistule est de la grosseur d'une tête d'épingle. État général bon. La mère sort avec son enfant sans attendre la guérison, mais nous avons tout lieu de croire qu'elle est survenue.

Observation X (Personnelle). *O. A. T. suppurée, non ouverte, du genou gauche.*

C... (Lucien), âgé de vingt-trois ans, entre à l'hôpital civil de Toulon, dans le service de M. le docteur Carence, le 28 avril 1892.

Pas d'antécédents héréditaires. Le mal a débuté, il y a trois ans, par des douleurs vagues dans le mollet et du gonflement du genou, à la suite d'une série de marches forcées. Le malade, qui était soldat, est réformé pour arthrite tuberculeuse. La teinture d'iode, les pointes de feu, l'immobilisation dans un appareil plâtré, n'ont donné aucun résultat.

Actuellement, le genou est augmenté de volume, dur, douloureux à la pression, surtout sur la face interne de l'article ; les saillies sont effacées. Dans les culs-de-sac supérieur et latéraux, on a des masses fongueuses, mollasses. Douleur très vive à la pression au niveau de l'angle inférieur de la rotule, rendue intolérable par le moindre mouvement provoqué. Adénopathie inguinale. L'état pulmonaire laisse à désirer. Respiration soufflante à droite ; au sommet gauche, légère matité et craquements humides. Sueurs profuses ; perte d'appétit ; vomissements ; diarrhée ; fièvre hectique.

1ᵉʳ mai. — L'article est placé en bonne attitude dans un plâtré en 8 de chiffre, laissant libres les culs-de-sac. Injection de 2 cent. cubes de solution de ZnCl à 1/10 en 25 piqûres autour du genou et surtout au niveau des culs-de-sac.

Pas de réaction fébrile, mais douleur assez vive.

5. — Réaction locale ; tuméfaction considérable. Bandage compressif. Les douleurs sont moins vives. L'état général s'améliore un peu.

27. — Nouvelle série d'injections (2 cent. cub. de ZnCl), pour obtenir la sclérose complète des fongosités. Le soir, la température est de 40°1. Le malade a de l'embarras gastrique, céphalalgie, langue saburrale, inappétence, courbature. On le fait vomir. Le lendemain matin, le thermomètre accuse 38°9, et le soir la température descend à 37°3.

30. — Le malade va bien ; la température est normale ; l'état local excellent : les piqûres n'ont pour ainsi dire provoqué aucune souffrance.

10 juin. — L'état local est toujours satisfaisant ; la rotule est encastrée dans une couronne fibreuse ; les fongosités sont sclérosées. Malheureusement l'état général n'est pas bon ; les lésions pulmonaires s'aggravent ; le malade demande à retourner chez lui.

Août. — Nous voyons le malade. Le genou est en bon état. Hémoptysies, expectoration purulente, caverne au sommet gauche. A droite, craquements humides.

10 septembre. — Le malade, sous prétexte qu'il ne souffrait plus, a enlevé son appareil plâtré et s'est mis à marcher sans précaution aucune. A la suite de ces imprudences, le genou s'est gonflé de nouveau ; un abcès s'est formé ainsi qu'un trajet fistuleux. Application d'un nouvel appareil plâtré et nouvelle séance d'injections (2 centimètres cubes).

20 novembre. — Le malade va bien au point de vue local. La fistule est cicatrisée. On a une ankylose fibroïde dans la rectitude et la marche est possible. Malheureusement l'état général est de plus en plus mauvais.

Le malade est mort trois mois après, de tuberculose pulmonaire.

Observation XI (Personnelle). *O. A.T. suppurée, non ouverte, du genou*

A..., âgée de six ans. Famille arthritique ; pas d'antécédents personnels. Début, il y a un an, à la suite d'une chute sur le genou.

D'abord, douleurs vagues et spontanées, puis la marche devient pénible et le genou se gonfle.

Quand nous voyons l'enfant, nous notons une augmentation assez considérable du genou. La peau est normale. Pas de position vicieuse du membre. Les mouvements que l'on imprime ne sont pas très douloureux. A la palpation, on sent des fongosités mollasses, faisant surtout saillie au niveau du cul-de-sac supérieur de la synoviale. La température locale est légèrement augmentée. La pression sur l'extrémité inférieure du fémur révèle deux points douloureux, l'un en dedans, l'autre en dehors de l'épiphyse. Ganglions poplités et inguinaux.

12 mai 1892. — L'enfant est sous le chloroforme, injection de 2 centimètres cubes de solution de ZnCl à 1/10 en piqûres, créant une couronne autour de l'article malade. Les injections sont surtout multipliées au niveau du point de réflexion de la synoviale sur le fémur. Appareil plâtré, maintenant le membre inférieur dans l'extension.

16. — L'enfant a un peu souffert. Réaction locale légère. Compression ouatée.

1er juin. — La sclérose est incomplète ; on sent toujours des masses fongueuses, surtout sur le côté interne.

10. — Injection de 2 centimètres cubes de ZnCl. Mêmes phénomènes réactionnels peu considérables.

15. — Petite escarre à la suite d'une piqûre.

30. — Il se forme un abcès sur le côté interne de l'article.

10 août. — La petite escarre provoquée par la piqûre est cicatrisée. L'abcès a donné lieu à une fistule par laquelle s'est écoulée une masse caséeuse.

20. — La sclérose autour du genou est complète. La fistule se comble.

Octobre. — L'enfant va très bien comme état général. L'articulation a diminué considérablement de volume. La fistule est obturée. L'enfant commence à marcher avec l'aide d'un appareil orthopédique maintenant l'immobilisation du genou.

Janvier 1894. — La guérison s'est maintenue.

Observation XII (Personnelle). *O. A. T. du genou gauche, suppurée et ouverte.*

B.... (Marguerite), âgée de deux ans et demi, entre à l'hôpital le 20 août 1892, dans le service de M. le Dr Carence.

Malade depuis neuf mois. A la suite d'une chute sur le genou gauche, l'enfant aurait commencé à ressentir quelques douleurs et à s'en plaindre ; mais la mère ne s'en préoccupe pas et laisse marcher son enfant. Deux mois après l'accident, le genou était devenu globuleux, l'enfant ne pouvait plus marcher et le membre était en position vicieuse, la jambe fléchie sur la cuisse.

On se décide à la faire examiner par un médecin, qui conseille des badigeonnages iodés que la mère s'empresse de ne point faire.

Enfin, en juin, l'enfant est porté à un chirurgien, qui immobilise le membre en bonne position, dans un appareil plâtré.

L'enfant resta ainsi au repos pendant un mois, mais cet appareil se désagrégea et la mère se garda bien d'en faire réappliquer un nouveau. Elle se contenta d'appliquer sur la tumeur blanche de son enfant des cataplasmes de farine de lin et des onguents de toute sorte. La lésion s'aggravant, la mère se décide à entrer à l'hôpital avec son enfant.

Le genou est volumineux, très globuleux, envahi par des fongosités dont quelques-unes ont déjà subi la fonte caséeuse, car il s'écoule du pus par un trajet fistuleux sur le bord externe du tendon tricipital. La jambe est fortement fléchie sur la cuisse. La pression est très douloureuse au niveau de l'article. Tout mouvement est rendu impossible par la douleur.

Le 22 août, l'enfant est soumise à l'anesthésie chloroformique. La jambe est redressée et placée dans la rectitude. En pressant sur la rotule et sur les culs-de-sac, on fait sortir une assez grande quantité de pus. On lave la cavité articulaire avec de l'eau bouillie et stérilisée. Injection de 1 cent. cube de solution de ZnCl à 1/10 au niveau des culs-de-sac. Appareil plâtré et pansement compressif.

Réaction fébrile assez intense. La température monte à 39° dans la soirée et atteint même 39°5 le lendemain au soir. Le 24, la température retombe à 38°3, pour ne plus atteindre que 37° pendant les jours suivants. La réaction locale est assez vive. Le gonflement est considérable ; la quantité de pus donnée par la fistulette est augmentée. Quant à la douleur, elle paraît être assez minime, car l'enfant dort bien.

30. — L'état général de l'enfant, qui était assez médiocre à son entrée à l'hôpital, s'est grandement amélioré. L'enfant a bon appétit, jouit d'une excellente humeur, passe des nuits très bonnes. Au point de vue local, les phénomènes réactionnels immédiats ont cessé et le travail de sclérose s'effectue.

10 septembre. — On gratte la petite fistule.

20. — Cicatrisation de la fistule. Le genou est toujours augmenté de volume et présente une hyperthermie légère. L'enfant est en bonne voie de guérison. Nous ne pouvons l'observer davantage, car la mère, pour des raisons personnelles, demande à sortir et ne veut pas consentir à laisser son enfant. Nous la prions de nous le ramener en cas d'accidents.

1er novembre. — Nous apprenons par une lettre que l'enfant est de mieux en mieux et ne souffre plus du tout. Il a toujours son appareil plâtré.

Depuis, nous n'avons plus eu aucune nouvelle, mais il est probable que la mère nous eût ramené son enfant s'il eût éprouvé une seconde atteinte.

Observation XIII (Personnelle). *O. A. T. non suppurée, de l'articulation tibio-tarsienne.*

M..., âgé de dix-neuf mois, entre le 14 juin 1892 à l'hôpital de Toulon, dans le service de M. le docteur Carence.

Antécédents héréditaires : Sa grand'mère paternelle est morte de tuberculose pulmonaire.

Enfant bien nourrie par sa mère. Santé vigoureuse.

Il y a quatre mois environ, sa mère s'aperçut qu'il existait au niveau de l'articulation tibio-tarsienne droite un peu de gonflement; la pression en ce point était douloureuse.

État actuel : Augmentation du volume de l'articulation du cou-de-pied. Sur le côté interne de l'articulation, derrière la malléole, on voit une petite saillie en forme de fuseau et de la grosseur d'un pois-chiche, dure, résistante, à petites bosselures, donnant une sensation de fausse fluctuation.

Sur le côté externe de l'articulation, la gaine synoviale des péroniers est atteinte. Elle forme un cordon épaissi, très appréciable au doigt, et remontant au-dessus de la jointure.

16 juin. — L'enfant est mise sous le chloroforme.

Sur le bord interne, 8 injections de deux gouttes chacune de la solution à 1/10 de ZnCl autour du foyer malade.

Sur le bord externe, 6 piqûres de deux gouttes le long de la gaine atteinte.

Appareil plâtré en huit de chiffre.

L'enfant est de méchante humeur pendant toute la journée, mais il dort bien. Pas de fièvre.

19. — Les tissus sont rouges, œdématiés ; la tuméfaction est uniforme ; plus de bosselures. Pansement ouaté légèrement compressif. Pas de fièvre. L'enfant dort bien.

22. — La petite malade va bien ; elle ne souffre plus. La tuméfaction a diminué ; les fongosités s'effacent. La mère demande à sortir avec son enfant.

Observation XIV (Personnelle). *O. A. T. suppurée, non ouverte, du cou-de-pied droit.*

P..., âgé de dix-neuf ans, entre le 27 mai à l'hôpital de Toulon, dans le service de M. le docteur Carence.

Pas d'antécédents héréditaires. A eu, il y a plusieurs années, des manifestations tuberculeuses multiples (adénites cervicales et spina ventosa).

Actuellement, présente un gonflement qui part de l'angle du maxillaire inférieur droit, et s'étend dans la région parotidienne. Adénites multiples. Le maxillaire inférieur présente, à ce niveau, un gonflement très appréciable. Douleurs très vives.

30 mai. — On incise et on arrive sur la région malade. On constate une carie assez étendue du maxillaire inférieur, on enlève un petit séquestre ; grattage avec la curette de Wolkmann ; suture au crin de Florence.

10 juillet. — A la suite de l'intervention, une amélioration notable s'est produite ; mais le malade se plaint de douleurs vagues au niveau de l'articulation tibio-tarsienne droite. Il y a, en effet, un peu de gonflement au niveau des gaines péronières et dans l'atmosphère celluleuse du tendon d'Achille. On sent des fongosités. La pression sur la malléole externe est douloureuse. On a tous les signes d'une tuberculose locale au début.

4

15. — Le pied est placé en bonne attitude dans un appareil plâtré. Injection de vingt-cinq gouttes de ZnCl à 1/10 en 12 piqûres autour de l'articulation. A souffert pendant les quelques heures qui ont suivi les injections, mais les douleurs étaient très supportables. Pas de réaction fébrile ; réaction locale modérée.

30. — Les douleurs ont cessé, mais la lésion ne semble pas rétrocéder.

10 août. — Nouvelle injection de 1 cc. en 15 piqûres. La température monte à 38°5 dans la soirée.

1er octobre. — Un abcès se produit dans la dépression placée entre le tendon d'Achille et la malléole externe, donnant issue à une masse caséeuse. Nouvelle poussée au niveau du maxillaire.

9. — Grattage du maxillaire. Grattage de l'abcès du cou-de-pied. Les tissus sclérosés établissent bien les limites des tissus morts et des tissus transformés. On n'a presque pas de sang.

L'état général n'est pas très bon. On fait une série de 20 injections de sérum de Chéron.

29. — La plaie du pied est presque cicatrisée. Le gonflement a bien diminué. Le malade ne souffre pas. L'état général s'améliore.

30 décembre. — Le malade contracte la variole et meurt le 18 janvier 1894.

Observation XV (Personnelle)
O. A. T. du cou-de-pied gauche, suppurée et ouverte.

St..., âgée de neuf ans.

Pas d'antécédents héréditaires. Malade depuis deux ans. A été soignée pendant cette période par des applications de teinture d'iode, des pointes de feu. Le pied, étant en mauvaise attitude, a été redressé sous le chloroforme, puis maintenu en flexion à angle droit à l'aide d'un appareil plâtré. Cette gouttière n'a pas été maintenue longtemps, si bien que le pied a repris sa position vicieuse.

En décembre 1893, quand nous voyons l'enfant avec son médecin traitant, nous trouvons une tuberculose articulaire suppurée avec une fistule sur la malléole externe. Le volume de l'article est presque doublé : la peau entourant la fistule est déchiquetée, décollée, en très mauvais état. Des fongosités mollasses entourent l'articulation, comblent les dépressions, font disparaître les malléolaires et donnent à l'article un aspect uniformément globuleux. Le pied est dans l'extension et dévie en dehors. Atrophie du mollet. Douleur à la pression sur les extrémités inférieures du tibia et du péroné. Douleur presque constante empêchant l'enfant de reposer. Mouvements très limités et très douloureux. Adénopathie crurale. État général mauvais. Inappétence presque complète ; pâleur des téguments ; état pulmonaire satisfaisant.

20 novembre. — L'enfant est anesthésiée avec du choroforme. Redressement du pied qui est mis en flexion à angle droit. Injection de XL gouttes de solution de ŻnCl à 1/10 en vingt piqûres autour de l'articulation. Appareil plâtré maintenant le pied en bonne attitude. Compression ouatée.

Réaction assez vive. Douleur persistant pendant trois jours. La fistule donne issue à une assez grande quantité de pus.

10 décembre. — La transformation fibreuse n'est pas entièrement obtenue. Les douleurs spontanées ont disparu. La douleur à la pression persiste sur le tibia et le péroné. L'état général de l'enfant s'améliore. Le sommeil est revenu ainsi que l'appétit.

15. — Deuxième séance d'injections : XX gouttes en dix piqûres pratiquées par le médecin traitant.

A la suite des piqûres probablement trop superficielles, deux escarres de 1 cent. de diamètre se forment du niveau de la malléole externe. La peau est rouge, très tuméfiée. Le gonflement très considérable de l'articulation force à enlever l'appareil plâtré. Œdème de l'avant-pied.

20. — Nous revoyons l'enfant auquel nous mettons un second appareil plâtré en 8 de chiffre, immobilisant exactement l'article et laissant à découvert les malléoles et la partie postérieure de l'articulation.

8 janvier 1894. — L'enfant se plaint de douleurs ayant pour siège la portion postérieure de la face plantaire. Les fongosités semblent, en effet, avoir gagné la face inférieure du talon. Nous faisons une troisième séance avec une solution à 1/15 pour éviter le retour de ce gonflement considérable observé à la dernière séance. Nous injectons XXV gouttes de solution en douze piqûres. La réaction est peu considérable. La nuit a été bonne.

L'enfant ne souffre pas et joue pendant toute la journée qui suit les injections.

7 février. — Le travail de cicatrisation de la fistule est très lent ; elle donne toujours issue à un peu de matière caséeuse. L'enfant ac-

cuse toujours des douleurs plantaires à la pression. La douleur ré-
veillée par la pression au niveau des malléoles a disparu. L'état général est excellent, mais la couronne fibreuse ne paraît pas bien résistante.

Nous pratiquons une quatrième séance de dix piqûres. Mêmes phénomènes réactionnels peu considérables ; il y a de l'engourdissement,
de l'endolorissement du membre plutôt que de la douleur. La pression fait sortir par l'orifice fistuleux une masse caséeuse de la grosseur d'un pois.

9 mars. — La transformation fibreuse des fongosités est complète.
On ne perçoit plus aucune masse molasse. Le volume de l'article diminue et peu à peu les formes reviennent.

Grattage de la fistule avec la curette de Wolkmann.

28 mars. — La fistule est presque complètement cicatrisée. A peine
laisse-t-elle sourdre par son orifice étroit un peu de sérosité louche.

6 avril. — La fistule est cicatrisée. Disparition de toute douleur à
la pression. L'enfant, qui est à la campagne depuis près d'un mois, a
pris de l'embonpoint et son état général ne saurait être meilleur.

11. — Nous enlevons l'appareil plâtré. Le volume de l'articulation
est presque normal. Il n'y a pas d'élévation de la température locale.
Nous communiquons quelques légers mouvements à l'article. L'enfant ne souffre pas à cette occasion. Les mouvements sont très limités, comme ils l'étaient au début du traitement, mais l'ankylose n'est
pas complète. Le pied est en bonne attitude.

Massages journaliers.

Sera-ce une guérison définitive? Le résultat est trop récent pour
nous permettre de nous prononcer. Mais on est bien forcé de s'incliner devant le résultat thérapeutique obtenu en cinq mois par la méthode sclérogène, sur une lésion datant de deux ans.

Observation XVI (Personnelle). *O. A. T. du cou-de-pied droit, suppurée
et ouverte.*

P..., âgé de trente-deux ans, entre à l'hôpital de Toulon, le 3 octobre 1892, dans le service de M. le docteur Carence.

Pas d'antécédents héréditaires. A ressenti les premières atteintes
de son mal, il y a un an, à la suite d'un traumatisme. Actuellement,
le cou-de-pied est déformé, tuméfié ; il existe sur la malléole interne
une ulcération du diamètre d'une pièce de 50 centimes ; les bords en

sont déchiquetés et entourés d'une zone rougeâtre. Le centre de l'ulcération est constitué par une masse bourgeonnante fongueuse donnant issue à un liquide ichoreux et jaunâtre. Sur le bord postérieur de la malléole externe, existe un petit trajet fistuleux. La saillie de la malléole interne n'a pas de limites très franches ; les contours en sont difficilement perceptibles. Le pied est dans l'extension et déjeté en dedans. Sur la face antérieure de la région, on perçoit à la palpation une masse fongueuse, mollasse, qui s'étend jusqu'au tendon d'Achille, comprenant dans sa masse la malléole interne. Les tendons fléchisseurs sont compris dans la masse, et l'on sent même un épaississement des gaines tendineuses remontant assez haut. L'atmosphère celluleuse du tendon d'Achille est envahie par les fongosités, et les dépressions existant de chaque côté du tendon sont presque complètement effacées. Douleur à la pression sur les extrémités osseuses. La mensuration suivant une ligne passant par les deux malléoles donne une augmentation de 3 centimètres en faveur du membre malade sur le membre sain. Atrophie des muscles du mollet. Ganglions poplités et inguinaux. Élévation de température locale.

5 octobre. — Chloroforme. Redressement du pied. Injection de XL gouttes de ZnCl en 20 piqûres autour de la malléole externe. Le pied est mis en bonne attitude dans un appareil plâtré. Légère réaction fébrile (38°) ; n'a presque pas souffert.

Réaction locale peu considérable.

10. — Le pied est en très bon état. Le malade contracte une varicelle et est évacué dans un service d'isolement.

11 novembre. — Quand le malade revient dans le service de chirurgie, la fistule siégeant sur la malléole externe est presque complètement cicatrisée, et la sclérose est obtenue en ce point. Au niveau de la malléole interne, l'ulcération présente toujours le même aspect, et la pression fait sourdre des amas caséeux. On fait une injection de XXX gouttes de ZnCl autour de la malléole interne. Le malade souffre un peu dans la soirée : injection de morphine. Phénomènes réactionnels légers.

25. — La sclérose des fongosités sur la face interne n'est pas faite : on sent encore quelques fongosités mollasses. L'ulcération qui y siège donne une plus grande quantité de matière caséeuse. Le volume de l'articulation a bien diminué. Nouvel appareil plâtré.

8 décembre. — Embarras gastrique fébrile qui dure pendant quelques jours.

21. — Injection de XL gouttes de chlorure de zinc sur le pourtour des malléoles, dans l'atmosphère celluleuse du tendon d'Achille, et le long de la gaine des fléchisseurs.

Le malade se plaint depuis quelques jours de ressentir des douleurs à l'angle de l'omoplate ; de plus, il tousse et a quelques crachats légèrement hémoptoïques. Au sommet droit, respiration soufflante, submatité. A gauche, craquements humides. Sueurs nocturnes. Élévation thermique dans la soirée, variant entre 38° et 38°5.

26 janvier. — L'état local est bon. La sclérose est complète, sauf au niveau de la malléole interne, au pourtour de l'ulcération. Le gonflement a bien diminué. Pas de douleurs. Injection de 1 cent. cube de solution autour de la malléole interne.

10 février. — Grattage de l'orifice fistuleux.

12 mars. — Le cou-de-pied a un bon aspect. L'orifice de la malléole externe est cicatrisé. Celui de la malléole interne se rétrécit et ne donne plus issue qu'à une gouttelette de sérosité. On sent tout autour de l'articulation les masses indurées. La synovite tendineuse est guérie. Le volume des deux articulations est presque égal. La température locale est légèrement élevée; pas de douleur à la pression.

La bacillose pulmonaire ne s'améliore pas.

Le malade demande à sortir : nous ne l'avons plus revu.

Observation XVII (Personnelle). *O. A. T. de l'articulation métatarso-phalangienne du gros orteil.*

G..., âgé de treize ans, entre à l'hôpital de Toulon, le 7 avril 1892, dans le service de M. le docteur Carence. Pas d'antécédents hérédires. Début insidieux ; en 1891, il a commencé à sentir quelques douleurs légères pendant la marche au niveau de l'avant-pied droit. Ces douleurs, d'abord fugaces, devinrent plus tenaces, et bientôt l'enfant présenta du gonflement sur le bord interne du gros orteil. Il entra alors une première fois à l'hôpital. A ce moment on constate de la déformation de la région ; l'os est gonflé et le gros orteil a l'aspect d'un fuseau. La pression détermine de la douleur, et les mouvements sont presque impossibles dans l'articulation métatarsophalangienne ; la peau est rouge et tuméfiée.

L'enfant étant anesthésié avec le chloroforme, on pratique sur la face dorsale du pied, le long du bord externe du premier métatarsien, une incision parallèle à ce bord, et d'environ quatre travers de doigts. On tombe ainsi sur un foyer de carie du premier métatarsien. L'os est raréfié dans sa portion inférieure, mais l'article ne paraît pas atteint. Avec une curette tranchante, on évide le métatarsien. Suture au crin de Florence.

Huit jours après, le pansement est renouvelé. La réunion est obtenue dans la partie supérieure de la plaie, mais la portion inférieure présente des bourgeons exubérants.

Sous l'influence de cette intervention, le gros orteil se dégage. La peau reprend sa couleur normale et le gonflement disparaît.

Un mois après, l'enfant se lève, marche. La cicatrisation est complète. Le malade est mis exeat.

7 avril 1892. — L'enfant entre de nouveau à l'hôpital. Il présente les mêmes symptômes que lors de sa première entrée, mais l'ancienne cicatrice s'est rouverte, et, par ce trajet fistuleux, on voit sourdre quelques gouttes de pus.

14. — Anesthésie à l'aide du chloroforme. Incision parallèle au bord externe du premier métatarsien, comprenant l'ancienne cicatrice et descendant presque jusqu'à l'espace interdigital. On arrive sur l'os, qui présente les lésions de l'ostéite tuberculeuse. Le premier métatarsien et la première phalange du gros orteil sont atteints et l'articulation présente des fongosités. Évidement des deux os ; résection des tissus fongueux. La plaie est tamponnée avec de la gaze iodoformée.

Les résultats immédiats paraissent bons ; mais, au bout de quelque temps, la cavité présente des fongosités nouvelles qui, peu à peu, débordent la plaie et viennent former une sorte de champignon au dehors.

On songe alors à employer le traitement de Lannelongue.

17. — Première injection de 2 centimètres cubes de chlorure de zinc à 1/10.

Le soir, pas de réaction fébrile ; un peu de douleur pendant les premières heures qui ont suivi les injections.

22. — On enlève le premier pansement. Il n'y a, comme réaction locale, qu'un peu de gonflement. Pas de douleur, aucune menace d'abcès. Pansement compressif.

2 août. — Deuxième injection de 1 centimètre cube de solution à 1/10 de ZnCl.

12. — Le champignon de fongosités qui déborde la plaie ne pré-

sente aucune amélioration. Autour des parties malades on sent un bourrelet fibreux consistant.

13. — Chloroformisation. Râclage des masses fongueuses avec la curette de Wolkmann. Grattage de la première phalange et du premier métatarsien. La cavité est bourrée de gaze iodoformée. Bandage compressif.

Le soir, état satisfaisant. Pas de douleurs, pas de fièvre.

20 août. — La plaie va bien. Tendance à la cicatrisation.

2 septembre. — La cavité se comble. La plaie se réunit.

10. — La plaie est presque complètement refermée. Très bon aspect. Pas de bourgeons fongueux. Raccourcissement du gros orteil, dû à l'évidement de la première phalange et du métatarsien.

17. — Le pansement est enlevé et n'est plus renouvelé. La cicatrisation est complète. L'enfant marche très bien. Il est mis exeat.

Au mois de février 1894, il rentre dans nos salles pour scarlatine. Nous voyons son pied, qui est en excellent état. Le malade nous apprend qu'il fait un métier très pénible et qu'il reste sur ses jambes durant toute la journée sans en souffrir aucunement.

Observation XVIII (Personnelle). *O. A. T. de l'articulation métatarso-phalangienne du gros orteil droit.*

L... (Julien), âgé de treize ans, entre le 29 octobre 1892 à l'hôpital de Toulon, dans le service de M. le docteur Carence.

Début il y a cinq mois, à la suite d'un bain de mer (?), par des douleurs vagues dans l'avant-pied. La face dorsale du pied, au niveau de l'articulation métatarso-phalangienne du gros orteil, est le siège d'une déformation et d'un gonflement notables. La mensuration montre que le pied malade a, à ce niveau, 2 centimètres de circonférence de plus que le pied sain. On remarque deux points où la peau a une couleur vineuse et semble prête à s'ulcérer. La palpation détermine une douleur assez vive sur le premier métatarsien et sur le premier orteil; on sent des masses fongueuses.

31 octobre. — Injection de 1 cc. de solution à 1/10 de ZnCl sur la face dorsale et sur le côté interne de la région atteinte.

Appareil plâtré immobilisant l'orteil. Pas de réaction.

6 novembre. — L'enfant présente une élévation subite de température, et une éruption permettant de diagnostiquer une varicelle. Il est remis en peu de jours.

10. — L'état local est bon. Mais nous avons eu un petit abcès qui a laissé une fistulette sur le côté interne de l'article.

25. — Injection de 1 cc. de solution. Le soir, légère élévation de température: 38°8 ; douleur. Le lendemain, température normale; l'enfant ne se plaint plus.

29 décembre. — La fistule, qui a été grattée, est presque cicatrisée. La tuméfaction a diminué ; les fongosités sont sclérosées.

21 janvier. — Cicatrisation complète de la fistule. Plus de gonflement. Il n'y a plus qu'un demi-centimètre de différence entre les deux pieds, mesurés au même niveau. On enlève l'appareil.

29. — L'enfant appuie son pied par terre et ne souffre pas. Il peut faire quelques pas.

1er février. — Le malade est mis exeat.

Nous avons pu rassembler 159 cas de tuberculoses articulaires traitées par la méthode sclérogène. Au point de vue de leur siège et des résultats obtenus, ces cas se répartissent ainsi :

Siège de la lésion	Nombre de cas	Gué- risons	Amé- liorations	Résultats nuls	Décès
Épaule	1	1	»	»	»
Coude	12	8	3	»	»
Poignet	9	7	1	1	1
Métacarpe et doigts	4	3	1	»	»
Vertèbres (mal de Pott)	5	3	1	»	1
Sacro-coxalgie	1	1	»	»	»
Coxo-tuberculose	11	5	2	3	1
Genou	59	30	18	6	5
Cou-de-pied	52	28	11	10	3
Métatarse et doigts	5	4	1	»	»
Totaux	159	90	38	20	11

Ces 159 cas comprennent 76 cas non suppurés et 83 cas suppurés, dans lesquels la méthode de Lannelongue a donné les résultats suivants :

76 cas non suppurés
- guérisons 48
- améliorations 18
- résultats nuls 9
- décès 1

		guérisons	42
83 cas suppurés		améliorations	20
		résultats nuls	11
		décès	10

Ces décès, à l'exception d'un seul, survenu à la suite d'une intervention sur un mal de Pott, sont presque tous dus à des tuberculoses pulmonaires.

Nous n'avons compris dans cette statistique que les seules observations que nous avons pu analyser nous-même, pour en bien voir les résultats. Nous avons dû laisser de côté beaucoup de cas cités, mais sans détails suffisants pour être bien classés. Notre statistique repose donc sur des observations sérieuses, et peut donner une idée exacte des résultats obtenus. Hâtons-nous de dire que ces résultats ont été, comme on en peut juger, des meilleurs, et qu'aucune autre méthode n'a pu donner un contingent si grand de guérisons si rapides.

Dans les tuberculoses articulaires non suppurées, la méthode pure a été seule employée, sauf quelques rares exceptions, et tous les honneurs de la guérison lui reviennent. Dans les O. A. T. suppurées, la méthode sclérogène a eu besoin d'opérations complémentaires, et ici elle doit partager ses succès avec l'arthrectomie.

Nous devons ajouter que les résultats les meilleurs ont été obtenus chez l'enfant, dans les formes peu avancées. Chez l'adulte, les tuberculoses articulaires semblent être plus tenaces et relever davantage de la méthode sclérogène combinée à l'arthrectomie.

Quant aux résultats fonctionnels, nous pouvons dire que la méthode ne compromet nullement les mouvements de l'articulation, car elle ne modifie en aucune façon les surfaces articulaires. Toute son action se concentre sur la synoviale, dont elle amène la transformation fibreuse, mais qui, dans la suite, reprend sa constitution et retrouve peu à peu sa souplesse.

On peut même avancer, en se basant sur certains résultats, que la méthode sclérogène permet quelquefois à l'article de « retrouver une plus grande mobilité. »

5° TRAITEMENT DES SYNOVITES TUBERCULEUSES PAR LA MÉTHODE SCLÉROGÈNE.

Les synovites tuberculeuses sont la plupart du temps secondaires à une lésion osseuse; aussi en avons-nous rencontré un grand nombre dans les observations d'O. A. que nous avons colligées. Les synovites tuberculeuses simples, sans lésions osseuses, sont plus rares. Pour obtenir la guérison de ces dernières, il faut soumettre le malade à une immobilisation prolongée, l'entourer de soins hygiéniques exceptionnels, et encore n'est-on pas à l'abri d'une infection générale possible. La méthode sclérogène, par son innocuité parfaite et la simplicité de son manuel opératoire qui la met à la portée de tous, permet d'arriver dans ces cas à une guérison assez rapide. C'est, d'ailleurs, dans les faits de ce genre qu'elle a donné ses plus brillants résultats; car ici, surtout si la synovite est prise dès le début, la méthode pure, employée à l'exclusion de tout autre moyen thérapeutique, suffit à elle seule. On objectera bien que, lorsqu'il s'agit de synovites tendineuses, par exemple, le ZnCl peut donner lieu à un fibrome synovial qui nuira à l'activité fonctionnelle du tendon atteint; mais nous savons que le tissu fibreux ne conserve pas toujours cet état, et qu'il a des tendances à revenir peu à peu à l'état de tissu conjonctif lâche, permettant ainsi aux parties injectées de reprendre leur forme et leurs fonctions.

Observation XIX (Inédite). Communiquée par M. le docteur ANDRÉ. *Synovite fongueuse des gaines des fléchisseurs superficiels de la main droite.*

D... (Jeanne), couturière, vingt-deux ans, a vu survenir, il y a cinq mois environ, à la partie antéro-inférieure de l'avant-bras droit, un gonflement qui, léger d'abord, a peu à peu augmenté de volume. En même temps, les mouvements de flexion devenaient douloureux, et la malade avait la plus grande peine à se servir de sa main.

Sa mère est morte jeune de tuberculose pulmonaire. Elle-même présente au sommet droit les signes de cette affection au deuxième degré.

Au mois de septembre 1893, on constate la présence, sur la face antérieure de l'avant-bras droit, au-dessus du ligament annulaire, d'une tumeur allongée suivant l'axe du bras, et siégeant sur le trajet des fléchisseurs. Cette tumeur présente des bosselures ; elle est douloureuse à la pression. A la palpation, on sent un empâtement mollasse, mais on n'a pas de sensation de fluctuation. Elle se déplace latéralement quand la main est en extension, ce qui est sa position habituelle ; mais, si on fait exécuter des mouvements de flexion à la malade, la tumeur devient fixe, et ne roule plus sous les doigts.

1er octobre. — Injection de X gouttes de solution à 1/10 de ZnCl en 5 piqûres. Réaction locale assez vive. Température le soir : 38°2. Douleurs pendant la nuit. Immobilisation du membre.

27. — Gonflement légèrement diminué. Nouvelle injection de VIII gouttes en 4 piqûres. Réaction locale légère. Peu de douleur, pas de fièvre.

10 novembre. — Amélioration. On a la sensation d'un cordon dur circonscrivant la lésion.

20 décembre. — La malade commence à se servir de sa main, mais ne peut reprendre encore les travaux de son état. Repos, massage.

Revue dans les premiers jours de mars 1894, complètement guérie.

M. le docteur Coudray a fait au Congrès de chirurgie de 1892 une communication sur une variété peu étudiée de corps étrangers intra-articulaires relevant de la synovite tuberculeuse. La méthode sclérogène aurait amené dans cinq cas la diminution de ces tumeurs synoviales.

Enfin, nous devons rapporter une observation de synovite tuberculeuse à grains riziformes des fléchisseurs des doigts concomitante à une O. A. T. du poignet, dans laquelle la méthode de Lannelongue amena une certaine amélioration.

Observation XX (Inédite). Dr ANDRÉ. *Synovite à grains riziformes des gaines des fléchisseurs des doigts et O. A. T. du poignet droit.*

D.... (Marie), âgée de vingt ans. Antécédents héréditaires et personnels nuls. Début, il y a six ans environ, par douleurs lancinantes et rétraction des doigts, excepté du pouce. Une première intervention pratiquée à Bordeaux, par M. Dubourg, permet de reconnaître une synovite à grains riziformes des gaines des fléchisseurs, au niveau du carpe. Amélioration au point de vue de la douleur et de la rétraction, mais l'impotence fonctionnelle persiste.

Actuellement, 9 juin 1892, on constate sur la face dorsale de la main un gonflement occupant toute la région carpienne et remontant un peu au-dessus, en se perdant d'une façon insensible : on peut y percevoir une fluctuation assez obscure, mais la palpation est douloureuse. Sur la face palmaire, on constate une petite tumeur située au niveau du carpe et mieux limitée que l'empâtement de la face dorsale. Elle est arrondie, du volume d'une cerise, fluctuante et très douloureuse à la pression. Les extrémités du cubitus et du radius paraissent augmentées de volume et sont douloureuses à la pression. Les mouvements spontanés sont pour ainsi dire impossibles et les mouvements provoqués sont très limités et très douloureux. Les doigts sont rétractés, surtout l'annulaire et le petit doigt, et la malade ne les remue que d'une façon très limitée.

14 juin. — Injection de 1 cc. de solution de $ZnCl$ à 1/10.

Réaction vive : la malade souffre pendant plusieurs jours.

11 juillet. — Deuxième séance d'injection à la face dorsale et à la face palmaire. Douleur vive.

A la suite des injections, il y a un mieux sensible, la douleur a bien diminué et la malade peut se livrer à quelques occupations. En un mot, amélioration notable.

Les injections de chlorure de zinc seront une précieuse ressource dans les cas d'hygroma. M. Lejars les a expérimentées et en aurait retiré grand avantage. Nous n'avons malheureusement qu'une seule observation, ce qui est insuffisant pour juger de ce que la méthode pourrait donner.

M. le professeur Forgue a essayé du ZnCl dans un cas analogue, mais sans en retirer des résultats satisfaisants; l'injection pratiquée avec toutes les précautions d'asepsie provoqua une poussée purulente. Il est probable que dans ce cas particulier on avait affaire à une « bursite » déjà purulente à laquelle le ZnCl n'a fait que donner un coup de fouet, hâtant ainsi l'expulsion des produits désorganisés.

Observation XXI. Lejars (*Revue de la tub.*; n° 2, 1893).
Hygroma tuberculeux typique de la bourse rétro-olécrânienne gauche.

Il existe un petit orifice fistuleux conduisant le stylet dans une poche très vaste qui dessine exactement les contours de la bourse séreuse. En traitement depuis un mois et demi. Après un curettage de la cavité fongueuse, M. Lejars a pratiqué, à intervalles réguliers, une série d'injections d'une solution de ZnCl dans l'épaisseur et au pourtour de la paroi de l'hygroma. La cavité s'est notablement rétrécie, le suintement est devenu très minime, la poche s'indure et se rétracte, et il y a lieu d'espérer que le traitement, continué avec persévérance, donnera un résultat définitif.

6° TRAITEMENT DES TUBERCULOSES MUSCULAIRES PAR LA MÉTHODE SCLÉROGÈNE.

Les tuberculoses musculaires et bien circonscrites, c'est-à-dire pouvant relever de la méthode sclérogène, sont rares ; aussi n'avons-nous pu trouver parmi les nombreuses localisations tuberculeuses traitées par les injections de ZnCl, que la seule observation de M. Mounier. La méthode a donné, dans ce cas, de brillants résultats, alors que toute intervention opératoire eût amené des désordres compromettant l'activité fonctionnelle de la région.

Observation XXII. M. Mounier (Soc. de méd. et de chir. pratiques, séance du 4 mai 1893). *Tuberculose circonscrite du petit palmaire et du long fléchisseur propre du pouce.*

Cette tuberculose, rare dans sa forme circonscrite, est survenue chez une jeune fille de seize ans, à la suite d'un coup reçu sur la cicatrice d'une blessure antérieure par fragment de bouteille, blessure qui avait suppuré longtemps. Cette tuberculose locale ayant déterminé une contracture des fléchisseurs des doigts, on en fit l'ablation. Mais, après une amélioration de courte durée, il y eut récidive sur place et retour de la contracture antérieure.

L'examen microscopique du néoplasme enlevé, lors de la première intervention, ayant démontré à M. Dubief que la tumeur était formée en grande partie de cellules épithéloïdes, englobant çà et là des cellules géantes assez nombreuses, M. Mounier eut l'idée de la traiter par des injections de ZnCl. Outre que la nature tuberculeuse de la tumeur plaidait en faveur de cette tentative, une nouvelle ablation aurait eu, vu le siège et les rapports, le grave inconvénient de compromettre à jamais les fonctions du petit palmaire et du long fléchisseur du pouce.

A la suite de deux injections de quelques gouttes de ZnCl à 1/10, la guérison fut rapidement obtenue. Il y eut bien un retour partiel des contractures, tenant peut-être à ce que la malade était hystérique, mais on en a eu facilement raison par le redressement sous le chloroforme et l'immobilisation assez prolongée. Actuellement, comme le montrent les moulages, la main est redevenue normale, à part une légère atrophie de l'éminence thénar, et les fonctions sont rétablies.

7° TRAITEMENT DES TUBERCULOSES GÉNITALES PAR LA MÉTHODE SCLÉROGÈNE.

Comme le fit remarquer M. Lannelongue, dès sa première communication à l'Académie de médecine, les tuberculoses génitales relèvent, comme les autres tuberculoses locales, de la méthode sclérogène. Ici comme ailleurs c'est toujours par le même travail de sclérose que se produit la guérison. M. Coudray, en effet, a eu la bonne fortune de pouvoir examiner un testicule tuberculeux traité et guéri par le ZnCl et il a pu se rendre compte de la transformation scléreuse qu'avait subi la glande génitale sous l'influence de cet agent thérapeutique et de l'absence complète du bacille tuberculeux dans le tissu transformé.

Les indications de la méthode semblent assez nettes. Quand on est en face d'une tuberculose primitive des organes génitaux ayant envahi le testicule, l'épididyme, et s'étant propagée au canal, déférent jusque dans le canal inguinal, comme dans l'observation de M. Ozenne, la plupart des chirurgiens sont d'accord pour regarder la castration comme inutile et même contre-indiquée, pour peu que l'on ait quelque doute sur l'intégrité des vésicules, de la prostate et de l'épididyme du côté opposé.

M. Roux (de Lausanne) a bien conseillé l'ablation de tous les tissus infectés, dans sa communication au Congrès de chirurgie de 1891, mais ces interventions graves sont encore trop peu nombreuses pour que l'on soit bien fixé sur leur opportunité. Jusqu'à présent, le seul traitement qui semblait devoir donner quelques résultats pour arrêter les progrès de la généralisation était le traitement général, mais les succès qu'on lui doit sont tellement peu nombreux que l'on est autorisé à essayer d'une méthode qui s'oppose à la généralisation de l'affection et donne des résultats tout aussi avantageux que les méthodes sanglantes, en ne faisant pas courir au malade les risques d'une intervention.

M. Desnos (Congrès de la tuberculose, 1893) a appliqué la méthode sclérogène à la prostatite tuberculeuse et a pu obtenir ainsi la régression des productions tuberculeuses.

Le manuel opératoire pour les tuberculoses du testicule et de l'épididyme n'offre rien de particulier à signaler. On fera un nombre de piqûres assez restreint pour n'avoir pas une réaction trop considérable. Les nodosités et les bosselures que présentent ces organes, lorsqu'ils sont atteints de tuberculose, guideront la main du chirurgien dans le choix des points sur lesquels devront porter les piqûres.

Pour aborder la prostate et faire dans son parenchyme les injections modificatrices, trois voies sont possibles : le rectum, voie qui n'assure pas l'asepsie, qui a cependant donné à M. Desnos deux bons résultats et un abcès lequel a guéri, voie qu'il vaut mieux ne pas suivre ; la vessie qui, si l'on est amené à l'ouvrir par la taille hypogastrique, permet d'aborder la prostate par sa face supérieure ; enfin, la voie périnéale, indiquée par M. Horteloup et M. Ozenne, qui est la voie de choix. On arrive couche par couche sur la prostate, qu'on explore, et on peut avec beaucoup de précision injecter les noyaux tuberculeux (Desnos).

La solution employée par M. Ozenne était à 1/10. M. Desnos lui préfère la solution à 1/20 qui ne produirait pas des douleurs aussi vives, mais aurait l'inconvénient de n'avoir pas la même action curative. Après une réaction locale de quatre à cinq jours, les tissus infiltrés de tubercules s'indurent et s'atrophient en l'espace de quelques semaines.

Observation XXIII. M. Ozenne (Académie de médecine, séance du 21 février 1893). *Tuberculose du testicule, de l'épididyme et du canal déférent.*

Au commencement du mois de juillet dernier, M. X..., âgé de trente et un ans, représentant d'une maison de commerce, venait nous consulter pour une tumeur des bourses dont le début remontait à quelques mois. Sauf une blennorrhagie, disparue depuis huit ans, il n'y avait rien à relever dans les antécédents personnels ; les renseignements héréditaires restaient également négatifs.

5

En février 1892, pour la première fois, ce malade ressentit quelques douleurs dans le testicule gauche ; ces douleurs intermittentes réapparaissaient principalement à la suite d'une marche, ou de la station debout prolongées. Deux mois environ plus tard, il constatait une augmentation de volume de la moitié gauche du scrotum, dont l'accroissement allait se faire graduellement, en s'accompagnant de douleurs locales irradiées vers la région inguinale et la région lombaire. Ces manifestations déterminèrent M. X... à se soumettre à notre examen, qui permit de recueillir les notes suivantes dans les premiers jours du mois de juillet.

Les bourses forment une tuméfaction plus saillante à gauche qu'à droite ; arrondie dans sa partie inférieure, elle se prolonge en s'effilant, dans la direction du cordon gauche, dont le relief est manifeste. Leur aspect bilobé a disparu ; la peau a conservé ses caractères ordinaires et n'adhère pas aux organes sous-jacents. Les tuniques vaginales ne renferment pas de liquide.

A gauche, le testicule et l'épididyme ont acquis un volume qui atteint la grosseur d'un œuf de dinde, mais il est facile de reconnaître que la majeure partie de la tumeur qu'ils constituent s'est développée aux dépens de l'épididyme. Le testicule, situé en avant et en dedans, est lisse, uni, sensible à la pression, et ne paraît ni accru, ni altéré ; il est encadré à ses extrémités et à sa face postérieure et externe par l'épididyme, qui présente l'aspect d'une masse dure allongée, demi-cylindrique et irrégulière, constituée par trois saillies correspondant aux trois parties de l'organe. La saillie qui répond à la tête est la plus développée. En arrière et au-dessus d'elle, on perçoit le cordon sous la forme d'un corps cylindrique, de la grosseur d'un pouce ; il présente plusieurs bosselures indurées, paraissant développées sur le canal déférent, qu'il est difficile d'isoler des autres éléments du cordon ; il semble qu'une gangue épaisse et résistante les réunisse et les entoure. Près de l'anneau inguinal et dans l'intérieur du trajet, le canal déférent, plus facilement séparable, est rigide et augmenté de volume. Il est donc altéré dans toute sa portion accessible à la palpation.

A droite, le testicule est sain ; mais au niveau de la queue de l'épididyme, la pression est légèrement douloureuse et, de plus, on sent un empâtement mal circonscrit, de consistance encore peu prononcée. Le canal déférent est intact, le cordon sans altération appréciable.

La prostate, un peu plus volumineuse qu'elle ne devrait l'être à l'âge du malade, présente une certaine consistance de son lobe gauche ; c'est également ce que l'on note pour la vésicule spermatique correspondante. Les autres organes sont intacts. Depuis deux mois, les douleurs irradiées se sont répétées plus fréquemment, surtout vers la fin de la journée, en s'accompagnant de lassitude et d'affaiblissement général.

En présence de ces symptômes locaux et généraux, le diagnostic de tuberculose génitale, confirmé d'ailleurs par Horteloup, ne pouvait être mis en doute.

Toute opération radicale, vu l'extension de la maladie à une notable portion du canal déférent et peut-être à la prostate et à la vésicule, étant très discutable, nous soumîmes ce malade aux injections de chlorure de zinc à 1/10.

En quatre séances, sept de ces injections, composées chacune de deux gouttes de liquide, furent pratiquées autour des points malades. Trois d'entre elles furent faites en avant, entre le testicule et l'épididyme ; deux autres en arrière, sur une ligne correspondante, et les deux dernières sur le trajet du cordon, l'une à sa partie moyenne, entre deux bosselures, et l'autre près de l'anneau inguinal, chacune d'elles intéressant le canal déférent.

A la suite de la première séance, dans laquelle une seule injection avait eu lieu, le malade a souffert pendant près de douze heures. Pour les autres séances, la morphine a été injectée à la dose de 1 centigramme, un quart d'heure avant les piqûres de chlorure de zinc. La sensation douloureuse, très supportable, ne dure qu'une heure environ, sauf cependant à la suite de l'une de ces injections, dont la pénétration dans le parenchyme testiculaire a déterminé une orchite subaiguë, qui, d'ailleurs, a disparu assez rapidement.

Dans les autres points où avaient été déposés les deux gouttes de liquide, il s'est formé une saillie dont la sensibilité, à la pression, a persisté pendant quelques jours et dont la diminution a coïncidé avec une induration de ces parties ; cette induration s'est finalement confondue avec les noyaux tuberculeux du voisinage, soit de l'épididyme, soit du canal déférent.

Pendant une quinzaine de jours, il ne s'est produit aucun changement physique dans l'aspect de la tuméfaction épididymo-déférentielle ; son volume n'a pas sensiblement diminué et sa consistance est restée à peu près la même. Mais, à partir de ce moment, tous les phénomènes disparurent ; puis les bosselures sont devenues graduellement moins nettes, l'empâtement du cordon a diminué et la masse épididymaire s'est affaissée en prenant la forme d'une demi-coque indurée et régulière, appliquée à la partie postérieure du testicule.

En résumé, un mois après le début du traitement, l'amélioration locale était déjà très manifeste ; quant à l'état général, soit par le fait du repos, soit par les modifications survenues dans l'appareil génital, il était redevenu meilleur et tellement satisfaisant que M. X... quittait sa résidence voisine de Paris et reprenait sa profession de voyageur.

Ses occupations l'appelant dans la région du sud-ouest de la France, nous lui donnâmes le conseil de s'arrêter quelque temps à Salies-de-Béarn. Il est resté une quinzaine de jours soumis à un traitement dirigé par M. le docteur Lejard.

Vers la fin du mois d'octobre, c'est-à-dire un mois plus tard, pendant lequel M. X... avait continué sa tournée de voyages et avait à grand'peine obtenu, après révision, un sursis militaire, ce malade revenait nous trouver pour nous montrer les heureux résultats du traitement et pour nous consulter au sujet d'une petite tuméfaction circonscrite et douloureuse qui siégeait au niveau de l'épididyme du côté droit.

Il existait en effet, en ce point-là, où trois mois auparavant nous avions trouvé un empâtement, un noyau induré et allongé, du volume d'une amande.

Le même traitement fut proposé ; malheureusement, il n'a été possible de pratiquer à cette époque qu'une seule injection chlorurée, M. X... ayant été obligé de repartir en voyage quelques jours après. Malgré cette insuffisance de traitement, un changement favorable n'en a pas moins été obtenu, ainsi qu'un examen tout récent nous a permis de le constater.

A droite, la tumeur indurée de la queue de l'épididyme est très notablement réduite de volume ; elle a perdu de sa sensibilité et elle n'est plus représentée que par une plaque indurée très limitée. Au-dessus du testicule, sur le trajet du cordon, est apparue tout récemment une petite nodosité indurée.

A gauche, la tumeur formée par le testicule, et surtout par l'épididyme, a diminué de moitié de volume ; il en résulte que le testicule est accessible à la palpation dans une plus grande étendue. Cet organe est lisse et régulier, mais il offre une certaine résistance anormale, probablement due à l'action du liquide que l'une des injections y a fait pénétrer. L'épididyme ne présente plus de saillies distinctes.

Le cordon a repris son volume et sa souplesse ordinaire, et ses parties constituantes sont facilement isolables les unes des autres. Les nodosités du canal déférent ont disparu, mais ce canal conserve sa rigidité pathologique. Le toucher rectal ne révèle aucun changement dans l'état de la prostate et des vésicules, dont l'altération reste problématique.

Les douleurs scrotales et lombaires n'ont plus été ressenties, malgré les fatigues occasionnées par les voyages de ces cinq derniers mois.

TRAITEMENT DES TUBERCULOSES GANGLIONNAIRES
PAR LA MÉTHODE SCLÉROGÈNE.

La méthode sclérogène est applicable à la cure des adénites tuberculeuses comme à celle des autres manifestations de la tuberculose. Théoriquement, elle semble même avoir, dans cette catégorie de faits, une indication encore plus nette s'il est possible. Nous savons, en effet, avec quelle facilité le système lymphatique se prête à la propagation des agents tuberculeux. Le chlorure de zinc, en provoquant la sclérose du tissu périganglionnaire, enveloppe d'une gangue fibreuse le ganglion atteint. Si les lésions sont encore peu avancées, le ganglion deviendra scléreux ; mais si une partie de sa substance est déjà frappée de mortification, s'il est devenu caséeux, la sclérose ne pourra que circonscrire la lésion, et, par oblitération de ses vaisseaux efférents, empêcher peut-être la propagation du tuberculome.

Voilà, nous dit M. Coudray, qui, dans l'espèce, a une expérience indiscutable, voilà la séduisante théorie ; mais que nous donne la pratique ?

L'application de la méthode sclérogène aux adénites offre de grandes difficultés d'ordre anatomique.

Pour ne parler que des ganglions du cou, leurs rapports étroits à peu près constants avec les gros vaisseaux empêchent de les cerner d'une façon complète par les injections. On remédie dans une certaine mesure à cet inconvénient, en déplaçant les ganglions pour faire l'injection.

L'application de la méthode sera donc souvent incomplète, puisque la partie malade ne pourra être cernée complètement et qu'on laissera une porte ouverte à la propagation.

Il est aussi un autre ordre de faits sur lequel M. Coudray a attiré notre attention et qui n'est imputable ni à la méthode, ni au chirurgien, mais bien au malade. La méthode sclérogène pour donner tous ses résultats — et ils sont souvent inespérés — doit être appliquée dès le début de la lésion. Or, la plupart du temps, le chirurgien n'est appelé à voir que des adénites arrivées à une période déjà avancée. Les petits ganglions qui roulent sous le doigt, tout juste gros comme des billes, n'attirent que peu l'attention ; les malades attendent pour consulter que la glande fasse une tumeur visible ou que la peau rougisse. L'expérience montre que les ganglions tuberculeux, même d'un médiocre volume, sont presque toujours ramollis et caséeux au centre, alors que leur périphérie reste dure. A plus forte raison la caséification existe-t-elle lorsqu'il y a déjà des lésions cutanées.

Le principe général de la méthode est toujours le même : injecter profondément à la périphérie des lésions, mais sans pénétrer dans les ganglions malades.

Il faudra substituer à la solution à 1/10, employée dans les O. A. T. où la lésion est ordinairement profonde et assez éloignée de la peau, une solution à 1/20.

On fera autour du gâteau ganglionnaire, deux, trois, quatre

piqûres et plus, suivant l'étendue de la lésion, de façon à circonscrire le mal autant que faire se pourra.

Quant à la question de l'anesthésie, elle est à traiter ici peut-être plus qu'ailleurs, car les adénites tuberculeuses ayant une prédilection marquée pour les régions sous-maxillaire et carotidienne, il faut que l'opérateur soit à l'aise. Pour opérer dans ces régions périlleuses et n'être pas exposé, de par un brusque mouvement du malade, à blesser un vaisseau important, il est bon, au moins chez les enfants, d'avoir recours au chloroforme. Chez les sujets de dix à quinze ans, le chloroforme paraît inutile. M. Coudray a essayé de le remplacer par des injections de 1/2 centigramme à 2 centigrammes de morphine, suivant l'âge, mais il a dû renoncer à ce médicament à cause de l'état gastrique et nauséeux qu'il provoque souvent. Il administre du chloral en lavement à la dose de 4 grammes pour les adolescents et les adultes. Le lavement est donné une demi-heure avant les injections, en deux fois, à dix minutes d'intervalle ; on obtient ainsi un demi-sommeil avec insensibilité suffisante qui rend les piqûres de ZnCl parfaitement supportables.

Observation XXIV (Inédite.) M. Coudray. *Adénite tuberculeuse non suppurée. Guérison sans grattage.*

Ch... (Albert), garçon de seize mois, vu le 29 novembre 1891. Porte depuis trois semaines environ un ganglion sous l'oreille gauche, à la limite des régions sous-maxillaire et carotidienne, du volume d'une bille ordinaire. La petite tumeur est dure, non douloureuse, adhère légèrement à la peau, sans ramollissement.

29 novembre 1891. — Deux injections de II gouttes à la partie profonde du ganglion. Réaction ordinaire ; un peu plus forte cependant.

5 décembre. — La région du ganglion présente une gangue dans laquelle le ganglion n'est plus distinct ; tout est ferme et dur ; il n'y aura sans doute pas de suppuration.

15. — On sent à peine le ganglion, qui s'est transformé en une in-

duration profonde très minime et qui semble en voie de disparition.

22. — Disparition complète.

23 janvier 1893. — Depuis lors, l'enfant n'a eu aucune glande. Il est revenu, il y a quelques jours, pour un impétigo du cuir chevelu ayant donné naissance à une adénite infectieuse simple qui a été incisée et vite guérie.

Observation XXV. M. Moncorvo (Rio-Janeiro). (*Société de thérapeutique*, séance du 30 juillet 1892. — *Amer. Journ. of med. sciences*, p. 85). *Tuberculose ganglionnaire du cou non suppurée*.

Enfant de onze ans, portant une tumeur ovalaire siégeant à la région sous-maxillaire gauche, mesurant six centimètres environ à son plus grand diamètre. Elle était quelque peu dure au toucher, indolente à l'exploration ; sa surface était à peu près lisse et la peau qui la recouvrait, sans lui adhérer, n'offrait pas la moindre altération. Cette tumeur, dont le début avait été insidieux, ne faisait que grandir depuis un certain temps. Les ganglions sous-maxillaires droits n'étaient, par contre, nullement tuméfiés.

Signes très nets de tuberculose pulmonaire. Les traitements médicaux n'ayant donné aucun résultat, on essaie la méthode sclérogène.

1er octobre 1891, à la périphérie de la tumeur, injection de IV gouttes de solution à 1/20 de ZnCl. Le 5, le 8 et le 13 octobre, nouvelles injections identiques. Le 22, la tumeur devient très douloureuse ; six jours après, la réaction locale s'étant dissipée, deux nouvelles injections de III gouttes chacune.

Le 11 et le 26 novembre, deux nouvelles injections sont pratiquées.

A ce moment du traitement, la tumeur, déjà sensiblement réduite dans toutes ses dimensions, commence à se partager par un sillon formé sur sa partie moyenne, en deux moitiés.

Pendant les trois mois qui suivent, on assiste à la régression de la tumeur, laquelle se divise successivement en deux ou trois fragments au fur et à mesure que chacun d'eux se rétracte et s'atrophie.

Le 15 mars 1892, il ne restait plus de la tumeur que trois très petits ganglions. Ils étaient durs au toucher, et parfaitement indolents à la pression.

Amélioration de la nutrition générale.

Cette observation a été complétée par M. le docteur Clemente Ferreira, membre correspondant de la Société de thérapeutique (*Bull. général de thérapeutique*, n° du 30 juillet 1893).

Après quelques mois d'amélioration, la maladie s'est reproduite ; les ganglions sont à nouveau conglomérés, formant des tumeurs assez saillantes. On est alors intervenu au moyen de l'administration de la créosote par voie gastrique. Après avoir éprouvé une réduction frappante, les ganglions sont encore redevenus gros et tuméfiés, ce qui a amené M. Moncorvo à avoir une seconde fois recours aux injections de ZnCl ; cet agent a promptement entraîné une diminution remarquable des tumeurs ganglionnaires.

Observation XXVI. M. LANNELONGUE. *Tuberculose ganglionnaire non suppurée.*

M... (Henri), quatorze ans. L'enfant présente diverses manifestations tuberculeuses : les unes suppurées, les autres non. Dans la région carotidienne, entre autres, existe un long chapelet ganglionnaire, constitué par une quinzaine de ganglions mobiles, de dimensions variables. Parmi ces ganglions, il en est un, placé immédiatement en avant du sterno-mastoïdien, près de l'angle de la mâchoire, qui est aplati, dur, mobile, facilement saisissable entre les doigts qui le font rouler au-dessous de l'aponévrose. Les dimensions sont celles d'une fève.

23 juin. — Une seule injection (3 piqûres de 2 gouttes, solution à 1/10).

État actuel : Le ganglion injecté a sensiblement diminué de volume; il se détache moins des parties voisines et il est très peu douloureux à la pression.

Observation XXVII (Inédite). M. COUDRAY. *Adénites tuberculeuses du cou, suppurées et non suppurées. Sclérose de quelques ganglions.*

Mlle J. L..., seize ans, vue le 27 février 1892.

Le début des lésions remonte à quinze mois ; il se serait montré à la suite d'une angine; pâleur, aspect dit lymphatique. Il existe une tumeur siégeant dans la région sterno-mastoïdienne supérieure droite, manifestement fluctuante dans toute son étendue. Au-dessous de cette tumeur et en arrière du sterno-mastoïdien, est un paquet de deux ou trois ganglions, dont l'un est gros comme une noisette. Enfin, on note très profondément, en arrière de la mâchoire, un ganglion qui appartient, à la fois, à la région sous-maxillaire et à la région carotidienne. Incision et grattage de la tumeur fluctuante, et, dans la même séance, 3 piqûres de 2 gouttes dans les deux ganglions sterno-mastoïdiens inférieurs, une dans le ganglion rétro-malaire.

3 mars. — Les ganglions injectés ont une très grande dureté. La douleur a été très tolérable.

22. — La plaie est presque cicatrisée, mais il existe de la suppuration dans un des ganglions inférieurs.

Grattage. Le ganglion rétro-maxillaire et l'un des ganglions carotidiens inférieurs ont été sclérosés.

La malade a été suivie près d'une année.

Observation XXVIII (Inédite). M. Coudray. *Adénites suppurée et non suppurée. Sclérose du ganglion non suppuré.*

Mlle C..., vingt ans. En juin 1891, à la suite d'un refroidissement et torticolis, tuméfaction des glandes du cou à gauche, assez marquée. Diminution de volume pendant une saison aux bains de mer. Depuis trois semaines ou un mois, nouvel accroissement. A l'âge de sept ans et demi, cette jeune fille aurait eu le carreau et une pleurésie. Hérédité maternelle.

14 mars 1892. — On constate une tuméfaction qui siège dans la chaîne carotidienne droite ; une tumeur principale, grosse comme un œuf de pigeon, existe un peu en arrière de l'angle de la mâchoire, nettement carotidienne, molle, fluctuante surtout à sa partie inférieure. Un peu au-dessous d'elle, se trouve un ganglion du volume d'une cerise, mou, dégénéré sans doute.

16. — Six injections de II à III gouttes de ZnCl à 1/20, à la périphérie profonde de la tumeur principale; une piqûre en arrière du petit ganglion.

18. — La malade, qui avait reçu une injection de chlorhydrate de morphine de 2 centigrammes et demi en trois fois, n'a que médiocrement souffert.

21. — Réaction modérée. Incision et grattage du foyer, qui s'avance jusque vers l'angle de la mâchoire.

29 avril. — La cicatrisation est complète ; néanmoins la région reste augmentée de volume ; le ganglion inférieur n'a pas suppuré ; il est entouré d'une zone fibreuse, dure.

L'augmentation persistante du volume tenait en partie à ce qu'un ganglion de la masse principale, non reconnu au moment de l'intervention, évoluait sourdement et donnait ultérieurement lieu à un petit abcès qui, ouvert à l'aide de la cocaïne, le 22 juin, et gratté, guérissait vite. La malade est guérie depuis.

Observation XXIX. M. Lannelongue. *Tuberculose ganglionnaire.*
Adénites suppurées et non suppurées.

B... (Charles), douze ans, présente des manifestations tuberculeuses, affectant plusieurs groupes ganglionnaires du cou, à savoir :

1° Un ganglion du volume d'une noix, fistuleux, dans le creux parotidien du côté droit ; 2° du même côté, sur le bord postérieur du muscle sterno-mastoïdien, vers la partie moyenne du cou, un abcès ganglionnaire très superficiel, recouvert par une peau amincie et rouge, prêt à s'ouvrir ; 3° sur le même muscle, un autre ganglion non suppuré ; 4° du côté gauche, de nombreux ganglions malades dans la région parotidienne, sur le bord postérieur du sterno-mastoïdien et dans le creux sus-claviculaire ; 5° un gros ganglion situé profondément sous le sterno-mastoïdien ; il est difficile de déterminer s'il est ou non caséifié.

19 juin. — Des injections périphériques et interstitielles sont pratiquées dans l'épaisseur du ganglion sous-jacent du sterno-mastoïdien gauche. Deux jours après, la tumeur est sensible et dure. Le 1er juillet, la tumeur est difficilement reconnaissable ; on n'en sent pas les limites, mais on sent comme une sorte de plaque musculo-ganglionnaire, le ganglion paraissant être en voie de résolution.

26. — L'abcès superficiel qui siège à la partie supérieure du creux sus-claviculaire droit est ponctionné et lavé à l'eau stérilisée ; sa paroi est injectée avec le liquide modificateur.

En renouvelant le pansement, on trouve l'abcès ouvert ; il s'en est échappé nne matière caséeuse.

2 juillet. — La lésion est en voie de réparation.

Observation XXX (Inédite) M. Coudray. *Adénite sus-hyoïdienne suppurée*

Jos... (Alexandre), dix-sept mois. — L'affection dure déjà depuis un certain temps : petite tumeur sus-hyoïdienne médiane avec rougeur et amincissement de la peau ; fluctuation accentuée.

Le 9 juillet 1891, injection de quatre gouttes de ZnCl à 1/20, en deux injections faites à la partie profonde de la petite tumeur. Médiocre réaction.

Le 16, nouvelle injection.

Le 21, abcès ganglionnaire total et périganglionnaire, les injections ayant évidemment précipité la désorganisation du ganglion: Incision et évacuation du foyer par léger grattage. Pus légèrement sanguinolent.

Le 5 août, la cicatrisation est à peu près complète. La mère, qui habite les environs de Paris, néglige de revenir ; elle laisse persister une petite croûte qui donne un léger suintement.

Elle revient le 11 avril 1893, presque deux ans après. Il reste une très minime induration sous-cutanée (vestige du ganglion) et une petite ulcération.

Le 13 avril, injection de six gouttes de ZnCl à 1/20 à la périphérie et profondément.

Le 18. — Gonflement dur, en plaque ; l'ulcération semble guérie.

Le 28. — La cicatrisation de l'ulcération est complète ; la plaque dure sous-cutanée est devenue à peine perceptible. Bien que l'enfant ne soit pas revenu, on peut considérer la plaque comme sclérosée, étant donnée la marche des phénomènes.

A noter l'absence de toute autre glande tuberculeuse dans le voisinage. Dans le cas particulier, le grattage pur et simple eût amené peut-être le même résultat, mais, à coup sûr, il expose beaucoup plus à l'auto-inoculation.

Observation XXXI (Inédite). M. Coudray. *Tuberculoses multiples des os et abcès sous-cutanés. Adénite tuberculeuse sus-hyoïdienne suppurée.*

L... (Marguerite), vingt-deux mois.

Le 9 juillet 1891, on constate à la région sus-hyoïdienne, sur la ligne médiane, deux petites gommes cutanées juxtaposées ; à la base de ces petites tumeurs, il existe une induration profonde, évidemment ganglionnaire.

Le 16 juillet, deux injections de deux gouttes de ZnCl à 1/20 à la partie profonde des ganglions. Deux jours après, empâtement général : petite plaque rouge cutanée.

25. — Petite-incision et évacuation du pus épais, caséeux. Nouvelle injection de deux gouttes de ZnCl à la partie profonde de chaque ganglion. La cicatrisation est complète en trois semaines.

Revue le 4 novembre 1893, l'enfant ne présente que deux petites traces blanches, plates et non adhérentes. Dans l'intervalle, elle a présenté une O. A. T. grave du coude, des abcès sous-cutanés en divers points, une O. A. tibio-tarsienne, le tout actuellement guéri. L'état général de l'enfant est excellent.

Observation XXXII (Inédite). M. Coudray. *Adénite tuberculeuse du cou, suppurée.*

X... (Alphonsine), vingt-six ans.

Cette femme, d'assez bonne apparence, porte dans la région carotidienne droite plusieurs ganglions hypertrophiés, dans une hauteur de cinq à six centimètres. Trois sont particulièrement volumineux : l'un présente le volume d'une grosse noisette, semble moins dur que les autres. Pas d'hypertrophie ganglionnaire dans les autres régions. Pas de symptômes pulmonaires.

6 août 1891. — Trois piqûres de deux gouttes de ZnCl à 1/20, en arrière des trois masses ganglionnaires, un peu refoulées en dehors pour éviter les principaux vaisseaux.

13. — Les ganglions ont durci et diminué de volume. Toutefois, dans la suite, le ganglion supérieur garde un certain volume.

24 septembre. — Une nouvelle injection de six gouttes amène la suppuration du ganglion.

31. — Incision et grattage.

1er décembre. — La plaie est fermée depuis huit jours. Les ganglions sont réduits au quart de leur volume primitif, ont une dureté pierreuse et ne constituent plus aucune déformation.

24 février 1893. — M. Billet, médecin de la malade, me fait savoir que l'état est parfait ; les ganglions sont imperceptibles ; la malade a engraissé.

OBSERVATION XXXIII (Inédite) M. Coudray. *Ganglions tuberculeux carotidiens et sous-maxillaires suppurés.*

H..., douze ans. — Garçon pâle, lymphathique et un peu graisseux.

30 octobre 1891. — Grosse tuméfaction de toute la région caroti-

dienne supérieure (côté gauche), pouvant avoir le volume d'un œuf de poule ; au centre, une cicatrice chéloïdienne, trace d'une ancienne incision. En effet, l'affection n'est pas récente ; il y a un an, une poussée inflammatoire, déjà survenue dans la tuméfaction, a amené la suppuration et nécessité une intervention, laquelle a été réduite à une simple ouverture, restée fistuleuse pendant six mois.

Analysée par la palpation, cette grosse tuméfaction se compose de quatre à cinq ganglions principaux, accolés les uns aux autres et réunis par une gangue. Aucun de ces ganglions n'est mobile isolément, mais la masse elle-même présente une certaine mobilité dans le sens transversal. Pas de fluctuation. Pas de tuméfaction ganglionnaire dans les autres régions.

On fait six piqûres de II à III gouttes de la solution de ZnCl à 1/20, à la périphérie et dans la profondeur des ganglions, sans qu'on puisse avoir la prétention de cerner complétement la masse, à cause de ses connexions avec les gros vaisseaux. L'évolution suppurative déjà manifestée par les symptômes actuels est rapidement hâtée. Le 5 novembre, plusieurs foyers fluctuants sont évidents. Le 7 novembre, incision sur le bord antérieur du sterno-mastoïdien, grattage de deux foyers de volume d'une noix, drainage postérieur en arrière du sterno-mastoïdien.

Le 11 décembre, les plaies sont cicatrisées : restent deux ou trois ganglions semblables à des haricots durs, sans rénitence. On peut espérer leur complète disparition par le traitement général (huile de foie de morue..., etc).

Pendant près de *deux ans,* la guérison s'est maintenue. Le jeune garçon va en août et septembre aux bains de mer sur une plage normande, et au moment des froids qui surviennent subitement à la fin d'août et au commencement de septembre, il a une violente poussée. Vers le 10 septembre, il revient et présente tous les signes d'une suppuration évidente. Je ne crois pas devoir faire de nouvelles injections de ZnCl; j'incise le foyer, le 19 septembre, et j'extirpe une poche purulente et caséeuse, puis quelques ganglions dégénérés, et crois prudent de laisser une petite masse absolument adhérente à la carotide primitive, au-dessous de l'angle de la mâchoire.

Aujourd'hui, je crois pouvoir juger le cas de la manière suivante : cas grave par le siège et le degré d'évolution des lésions ; adhérences profondes ; impossibilité de faire l'ablation sans réel danger, probablement même impossibilité absolue d'extirper la masse en entier.

Les injections de ZnCl n'ont peut-être agi ici que comme les injections d'éther iodoformé en provoquant la suppuration. Cependant je note qu'il n'y a pas eu ici de provocation à distance, d'auto-inoculation; la récidive locale a eu lieu parce que tous les mauvais éléments n'avaient pas été extirpés ou suffisamment modifiés.

Observation XXIV (Inédite). M. COUDRAY. *Adénites tuberculeuses multiples et suppurées du coude.*

Mme Cr..., vingt-sept ans. Le début des lésions date de deux ans et demi; la malade a présenté successivement des ganglions sous-maxillaires et carotidiens à droite, puis des abcès cutanés au niveau du sternum. En juillet 1891, un abcès s'est montré à la région sous-maxillaire gauche. Toutes ces lésions ont subi divers traitements.

Octobre 1891. — Différentes manifestations sont guéries avec des cicatrices plissées, exubérantes, rouges, caractéristiques. A la partie moyenne du cou, à droite, sur le bord interne du sterno-mastoïdien, une cicatrice enfoncée avec un orifice fistuleux qui conduit sur un petit ganglion dur et assez mobile, situé immédiatement au-dessus. Dans la région sous-maxillaire droite est une petite masse ganglionnaire au niveau de laquelle la peau, altérée, est prête à s'ulcérer; elle siège un peu en avant de l'angle du maxillaire inférieur et adhère profondément. En arrière de l'angle existe une autre tuméfaction ganglionnaire, paraissant composée de deux ganglions qui s'étendent du lobule de l'oreille à l'angle de la mâchoire. Dans la région sus-hyoïdienne est une cicatrice suintante, vestige d'une lésion ganglionnaire non encore éteinte. Enfin, à la partie antérieure de la région sous-maxillaire gauche, existe un petit abcès ganglionnaire avec altération de la peau.

20. — Quatre injections de II gouttes (solution à 1/20 à la partie profonde des lésions sous-maxillaires: une à la périphérie profonde du ganglion rétro-angulaire à droite; une à la base de l'induration suintante, sur le bord du sterno-mastoïdien.

22. — Gonflement s'étendant sur la joue droite, plus que sur le cou; rougeur autour des lésions; suppuration devenue tout à fait évidente dans les foyers.

24. — Grattage des trois foyers principaux; destruction des portions de peau altérées.

18 novembre. — Cicatrisation presque complète partout, mais deux

glanglions se développent dans la région carotidienne droite au-dessous des lésions sous-maxillaires.

26 décembre. — Cette double adénite carotidienne a donné lieu à un petit abcès superficiel se posant sur une assez large induration profonde. Trois injections de II gouttes. Le grattage de la masse abcédée, fait quelques jours après, amène une rapide guérison. Dès la fin de 1892, la malade est guérie de toutes ses manifestations.

Toutefois, le 10 septembre 1892, la malade nous montre un ganglion sous-maxillaire gauche suppuré. Le ganglion, qui était très petit au moment de notre premier examen, avait évolué depuis. Trois injections de II gouttes.

Le 17 septembre, grattage de l'adénite. Guérison en un mois et demi. Depuis, la malade est restée guérie complètement.

Observation XXXV (Inédite.) M. Coudray. — *Adénite péri-auriculaire suppurée.*

Mlle Fer... (Alice), dix-huit ans. A l'âge de trois ans, abcès à la limite de la joue et du cou, vers l'angle de la mâchoire. Depuis lors, aucune affection. Depuis trois ans, la jeune fille porte une petite tumeur en avant du lobule de l'oreille.

6 juin 1892. — On sent une tumeur assez mobile qui a le siège du gauglion préauriculaire, présentant deux centimètres de hauteur et deux centimètres dans le sens antéro-postérieur. An centre, la peau est amincie et altérée, prête à s'ulcérer ; tumeur rénitente, peut-être fluctuante, mais obscurément. Deux injections de ZnCl de II gouttes chacune, en haut et en bas. à la partie profonde de la tumeur.

21. — Incision et grattage du foyer devenu manifestement fluctuant. Au-dessous de ce foyer principal existe un autre ganglion tuméfié.

5 juillet. — Ce ganglion est lui-même suppuré. Incision et grattage. Rapide guérison ; absolument complète quand la malade a quitté Paris, en août.

Observation XXXVI (Inédite). M. Coudray. — *Adénite sous-maxillaire carotidienne suppurée.*

P... (Auguste), six ans. Le début date d'un an.

Il y a six mois, on fit une incision sur la tumeur suppurée ; il est persisté une cicatrice vicieuse et, au-dessous d'elle, une tumeur ganglionnaire siégeant dans la région carotidienne sous-maxillaire, à la limite des deux régions. La tumeur est du volume d'un œuf de pigeon et fluctuante.

28 février 1893. — Trois injections de II gouttes chacune à la périphérie de la masse ganglionnaire.

7 mars. — Grattage de la cicatrice fongueuse; incision et grattage de la collection ganglionnaire. Guérison en trois semaines.

Observation XXXVII. M. LANNELONGUÉ. *Tuberculose ganglionnaire suppurée.*

D... (Jeanne), âgée de neuf ans et demi ; manifestations multiples du système ganglionnaire.

10 juin 1891. — A droite, en arrière de l'angle de la mâchoire, se trouve une tumeur ganglionnaire du volume d'une grosse noix manifestement fluctuante. Plus bas, une série de ganglions durs descend jusqu'au creux sus-claviculaire. Un de ces ganglions, du volume d'une noisette, est situé assez anormalement au-dessous de la clavicule.

Le creux sus-claviculaire gauche est occupé par plusieurs petits ganglions mobiles non suppurés. On sent plusieurs ganglions durs dans l'aisselle droite. L'aisselle gauche est en grande partie remplie par une tumeur du volume d'une orange, formée par un groupe de ganglions agglomérés mais formant à la surface des lobulations distinctes. Cette tumeur repose sur la paroi thoracique et est mobile.

Le 12, injections autour du ganglion sous-claviculaire du côté droit et dans la tumeur multiganglionnaire de l'aisselle gauche.

Le 23, nouvelle injection autour des ganglions de l'aisselle gauche.

Le 26, injection dans l'épaisseur de la masse parotidienne du côté droit. Le même jour, on enlève le ganglion sous-claviculaire droit, au niveau duquel une ponction a démontré la présence d'un abcès à contenu caséeux, et la tumeur de l'aisselle gauche dans l'épaisseur de laquelle on trouve : d'une part, ses ganglions caséifiés ; d'autre part, des tissus périphériques épaissis, denses, avec quelques petits noyaux hémorragiques.

Le 2 juillet, la tumeur parotidienne devenue plus tendue, plus volumineuse, est incisée. On y trouve un gros abcès à contenu caséiforme demi-solide. La paroi est grattée et l'incision cutanée en partie réunie, en réservant la place d'un drain.

Les résultats de la méthode, ainsi que l'on pourra en juger par les observations qui précèdent et qui, pour la plupart, sont dues à l'extrême obligeance de M. le Dr Coudray, ces résultats varient suivant que l'on agit sur les ganglions en période de crudité ou sur des ganglions à centre déjà ramolli.

Si nous faisons le dénombrement de nos observations, nous avons les 14 cas observés :

8 adénites suppurées ;

3 adénites non suppurées ;

3 cas mixtes, c'est-à-dire trois observations dans lesquelles nous trouvons, chez le même individu, des ganglions suppurés et des ganglions non suppurés.

Le dédoublement de ces trois dernières observations porte à 17 le nombre des adénites observées ; elles sont ainsi réparties :

11 adénites suppurées ;

7 adénites non suppurées.

Dans les cas *non suppurés*, on arrive, avec la méthode sclérogène, à arrêter le processus nécrobiotique et à transformer le ganglion en tissu fibreux. La phase de réaction passée, le ganglion hypertrophié diminue de volume et contracte des adhérences avec les tissus voisins.

Dans les cas *suppurés*, alors qu'il existe des foyers caséeux, fatalement voués à une élimination plus ou moins prochaine, l'irrritation produite par l'injection de ZnCl hâte la formation de l'abcès qui doit débarrasser l'organisme d'une matière morte, constituant par les chances d'auto-inoculation possibles une menace continuelle pour le malade. De plus, la méthode crée un bon terrain pour l'intervention chirurgicale et rétablit les justes limites du tissu mortifié et du tissu sain. Le pus une fois manifeste, on incise le foyer, on gratte ses parois sans avoir la même crainte des auto-inoculations qu'en agissant avant d'amener la sclérose des tissus voisins.

9o TRAITEMENT DES TUBERCULOSES PULMONAIRES PAR
LA MÉTHODE SCLÉROGÈNE.

Les injections intrapulmonaires d'antiseptiques destinés à
détruire le bacille de Koch datent de longtemps, mais n'ont
pas donné de résultats avantageux, car ces antiseptiques,
même à dose relativement élevée, n'influencent pas notablement l'évolution du bacille tuberculeux. Puisque les méthodes
employées jusqu'à ce jour n'ont donné que des résultats mé-
diocres et incertains, ne doit-on pas chercher des voies nouvelles? Si on ne peut avoir une action directe sur le bacille,
doit-on renoncer à agir sur le parenchyme et, comme le disait
M. Truc, dès 1885, « est-il absurde d'espérer qu'une inflammation substitutive puisse entraver le développement du bacille de Koch? » On n'a agi jusqu'à ce jour que contre le bacille.
Pourquoi ne chercherait-on pas à agir sur « leur terrain » en
poussant dans le parenchyme pulmonaire une injection irri-
tante ?

La découverte de M. Lannelongue, les succès qu'elle a
donnés dans le traitement des tuberculoses chirurgicales, ne
permettent-ils pas de concevoir quelque espérance d'une
méthode agissant sur les tissus pérituberculeux ?

Que pourrait-on objecter contre ces nouvelles tentatives,
à une époque où les audaces thérapeutiques ne se comptent
plus? Sera-ce la pensée d'injecter une solution caustique dans
le tissu pulmonaire ? Mais, chaque jour, les interventions
chirurgicales sur le poumon se multiplient. D'ailleurs, des
injections médicamenteuses ont déjà été portées dans le parenchyme pulmonaire par Pepper, Lépine, Truc et Gou-
guenheim, qui injectaient du sublimé, de la teinture d'iode
dans les tuberculoses avancées. Blake White a injecté dix
gouttes d'iode phéniqué dans une caverne ; Pettoturi et Mirto

(de Naples) ont essayé la pyoctanine bleue en solution à 1/500, et Fernet le naphtol camphré.

C'est en se basant sur ces précédents et sur la tolérance du poumon pour le ZnCl —tolérance reconnue par des expériences faites sur des animaux — que M. Lannelongue conçut l'idée de faire des injections sclérogènes dans le tissu pulmonaire.

Nous ne reviendrons pas sur l'action qu'exerce le ZnCl sur le parenchyme pulmonaire, nous en avons parlé dans un chapitre consacré au mode d'action de cet agent sur les tissus normaux.

Le manuel opératoire de ces injections intra-pulmonaires sera celui décrit par M. le professeur Truc, dans son excellent travail: *Essai sur la chirurgie du poumon.* Dans un premier temps, l'aiguille n° 1 de l'aspirateur Dieulafoy, montée sur une grosse seringue de Pravaz, sera enfoncée, durant l'inspiration, d'abord perpendiculairement à la paroi, puis dans le poumon obliquement, en s'éloignant du hile.

Dans un second temps, on pourra instiller au préalable 1 centimètre cube de solution de morphine à 1/1000, puis le liquide irritant sera injecté, à raison de deux ou trois gouttes. M. Lannelongue a employé une solution à 1/40. M. Comby a fait varier le titre de la solution entre 1/20 et 1/30. Chaque injection sera séparée de la précédente par un intervalle de deux ou trois jours.

Pour agir sans danger, il suffira de posséder les données topographiques suivantes que nous reproduisons, d'après M. Truc.

« On peut considérer dans le poumon trois portions distinctes : supérieure, moyenne, inférieure.

» L'inférieure s'enfonce d'une part dans le sinus costo-diaphragmatique, et se moule d'autre part sur la convexité du muscle diaphragme. Elle est abordable, en avant, à travers

les troisième, quatrième et cinquième espaces intercostaux ;
sur les parties latérales, à travers les quatrième, cinquième
et sixième espaces ; en arrière, entre la colonne vertébrale et
le bord spinal de l'omoplate, à travers les sixième, septième
et huitième espaces.

La moyenne est plus accessible. On peut l'atteindre facilement sur tous les points, même sous l'omoplate, en pénétrant
obliquement, soit de dehors en dedans, soit de dedans en
dehors.

La supérieure présente de sérieuses difficultés opératoires
à cause de ses connexions avec les vaisseaux et les nerfs. Le
sommet du poumon occupe la fosse sus-claviculaire. Il répond en dehors à la première côte, qu'il déborde souvent de
1 à 2 centimètres ; en dedans, à l'artère sous-clavière. Malgré
la possibilité d'une intervention directe en cette région, je la
repousse formellement ; elle expose à de sérieux accidents.
On peut d'ailleurs agir sur les sommets pulmonaires par les
régions axillaires et sous-claviculaires.

La région axillaire est des plus favorables aux injections
intrapulmonaires. La paroi est mince et permet de ponc-
tionner sans danger les deuxième, troisième, quatrième et
cinquième espaces intercostaux. Il suffit d'écartér les vaisseaux du bras en plaçant celui-ci horizontalement et d'éviter
les artères ou veines thoraciques. L'aiguille enfoncée à travers les deuxième et troisième espaces intercostaux, et di-
rigée obliquement en haut, en arrière et en dedans, conduira
facilement vers le sommet correspondant.

La région sous-claviculaire n'est pas moins avantageuse. On
peut atteindre, sans danger, le poumon dans tout l'intervalle
compris entre les vaisseaux mammaires et axillaires. En dirigeant l'aiguille en haut, en arrière et en bas, on peut encore, par les deux premiers espaces intercostaux, aboutir au
sommet des poumons.

Inutile d'ajouter que toute la région thoracique médiane, correspondant au cœur et aux gros vaisseaux, sera soigneusement respectée. Il faut se tenir à droite, à deux ou trois travers de doigt du sternum, et rester, à gauche, en dehors de la ligne mamelonnaire. En haut, on pourra toutefois se rapprocher un peu plus de la ligne médiane.

Les phénomènes réactionnels sont modérés. La douleur est pour ainsi dire nulle. Quelques sujets ont été pris, immédiatement après les injections, de quintes de toux, provenant sans doute de ce que le liquide irritant avait pénétré dans une grosse bronche. On a observé aussi des accès d'oppression, des crachats hémoptoïques. La température reste ordinairement normale ; une seule fois elle est montée de 1°5. Les signes sthétoscopiques s'accentuent davantage, d'abord sous l'influence de l'action irritative, et on a de la rudesse expiratoire, une augmentation dans l'intensité des craquements, mais bientôt tous ces phénomènes s'amendent et les signes sthétoscopiques disparaissent ou sinon diminuent, ce qui correspond à une amélioration de la lésion pulmonaire.

Cette méthode ne saurait être appliquée à des tuberculoses à lésions très étendues, car alors on ne pourrait atteindre toutes les parties malades. Au contraire, ce sera dans les cas de tuberculoses bien localisées et au premier degré que l'on aura le plus de chance de réussir.

Observation XXVIII. M. Lannelongue (Communication à l'Ac. de médecine, 7 juillet 1891). *Tuberculose pulmonaire au début.*

B..., onze ans, tousse depuis un mois. A la percussion, on trouve de la submatité en avant et en arrière au sommet du poumon gauche. Rien à droite.

Du côté gauche, la respiration est rude, soufflante en avant et en arrière ; quelques râles muqueux en arrière. Au niveau du sommet droit, la respiration est rude et affaiblie en arrière ; l'inspiration est un peu humée sans bruit adventice en avant. Ganglions engorgés dans les régions sous-maxillaires, dans les aisselles et dans les aines.

Injection de 2 gouttes de la solution à 1/40 dans le sommet du poumon, à travers le deuxième espace intercostal. Immédiatement après l'injection, l'enfant tousse un peu par quintes. Pas de douleur. Les jours suivants, on ne trouve à l'auscultation qu'un peu de rudesse de la respiration. Aucune élévation de la température, aucun malaise ne s'est produit.

Observation XXXIX. M. Lannelongue (*loco citato*). *Tuberculose pulmonaire au début.*

G..., huit ans et demi, se plaint depuis un mois de douleur du côté droit du ventre et de la tête. Elle tousse beaucoup. Des saignements de nez et des vomissements se sont produits au début ; l'appétit a beaucoup diminué.

Actuellement, l'examen de la poitrine fait découvrir de la submatité et quelques frottements légers au niveau du sommet du poumon droit ; la respiration est rude en avant, prolongée en arrière. L'enfant est pâle ; les conjonctives et les gencives sont décolorées.

Injection de 2 gouttes de la solution à 1/40 dans le sommet du poumon droit à travers le deuxième espace intercostal. Immédiatement après, l'enfant a quelques petits accès de toux quinteuse, sans éprouver aucune douleur. Elle n'a nullement souffert après l'injection qui a été faite sans faire éprouver autre chose qu'une légère piqûre. L'auscultation, pratiquée les jours suivants, n'a montré qu'un peu de rudesse de l'expiration au niveau du sommet droit.

La température est restée normale pendant les trois premiers jours qui ont suivi l'injection. Le quatrième et le cinquième jour, une ascension de 1°5 s'est produite le soir. Ensuite, retour à la température normale.

Observation XL. M. Comby (*Union médicale*, n° 1, 1893). *Broncho-pneumonie tuberculeuse du sommet droit.*

Jeune homme de vingt-six ans, entre à l'hôpital Tenon le 21 février 1892 avec les signes d'une pneumonie du sommet. Le malade tousse depuis un mois ; il ne crache pas.

Le thermomètre marque 40° dans le rectum. Cinq semaines après, au moment de la sortie du malade, la température rectale ne dépasse pas 37°. Le poumon gauche est sain ; le sommet droit, sous la clavicule et dans la fosse sus-épineuse, présentait de la matité, du souffle, des râles bullaires, la respiration semblait naturelle sous la clavicule gauche et dans les fosses sus et sous-épineuses du même côté.

2 mars. — On applique des pointes de feu sous la clavicule droite. Devant la persistance des signes physiques, l'état général restant bon et l'appétit étant conservé, je prends la résolution d'agir directement sur le foyer morbide.

10. — Après asepsie de la région, injection de trois gouttes de ZnCl à 1/50 dans le poumon droit, au niveau du deuxième espace, sous la clavicule, à égale distance du bord axillaire et du sternum. L'injection ne provoque pas la moindre sensation douloureuse ni immédiatement ni consécutivement. Toutefois, le malade rendit, le lendemain, quelques crachats striés de sang.

12. — Nouvelle injection de quatre gouttes d'une solution à 1/40. Même tolérance.

15. — Les signes physiques sont favorablement modifiés; il n'y a plus de souffle en avant, mais seulement des craquements secs. En arrière, mêmes craquements, léger souffle à l'angle supérieur de l'omoplate. État général excellent.

17. — Injection de quatre gouttes d'une solution à 1/30, au niveau du premier espace intercostal droit, en avant. Pas de réaction fâcheuse, pas d'oppression, pas de douleur, pas d'expectoration. L'état général est très bon, le malade a de l'appétit, se lève et marche sans essoufflement.

22. — Quatrième injection intrapulmonaire de trois gouttes de solution à 1/30 au niveau du deuxième espace intercostal droit, en avant.

24. — Cinquième injection de deux gouttes de solution à 1/20 dans le troisième espace intercostal droit, en arrière, entre le bord interne de l'omoplate et la colonne vertébrale.

26. — Sixième injection, au même niveau, de trois gouttes de solution à 1/20. Ces dernières injections ont été aussi bien tolérées que les précédentes. Il m'a semblé que, sous l'influence de cette thérapeutique, le souffle postérieur avait disparu et que les craquements avaient diminué. Je n'ai pu réitérer mes tentatives, le malade étant sorti de l'hôpital très amélioré, quoique non guéri.

En résumé, cet homme a reçu, dans l'espace de seize jours, six injections intra-pulmonaires de ZnCl. Aucun inconvénient n'est résulté de cette pratique ; bien au contraire, je crois qu'il en a bénéficié, et je regrette qu'il n'ait pas cru devoir se soumettre plus longtemps à la thérapeutique que je lui avais proposée.

Observation XLI. M. COMBY (*loco citato*). *Tuberculose du sommet droit*

Adulte, âgé de quarante-sept ans. Antécédents héréditaires mauvais du côté paternel.

Le 25 mars, cet homme est pris, sans prodromes, à l'improviste, d'une hémoptysie abondante qui le détermine à entrer le soir même à l'hôpital. Quand nous l'examinons, le lendemain, l'hémoptysie s'est arrêtée spontanément ; nous découvrons des traces de rachitisme. Pas de toux, pas d'expectoration. L'examen de la poitrine ne révèle que des râles sibilants disséminés et peu nombreux. Pas de submatité, pas de craquements aux sommets. Pas de fièvre.

Donc, hémoptysie initiale abondante, unique, absolument apyrétique. Notre homme reste ainsi sans fièvre, sans signes de tuberculose avérée, sans nouvelle hémoptysie pendant huit jours.

Le 1er avril, il est réveillé par des picotements à la gorge et il crache du sang en abondance pendant deux heures. Ce sang est rouge, spumeux.

Le soir, la température rectale est de 38° ; elle tombe à 36°8 le lendemain matin, pour monter à 39°6 le soir et se maintenir pendant huit jours entre 38° et 38°7 ; elle ne redescend à 37° que le 8 avril.

La seconde hémoptysie, survenue à l'hôpital huit jours après la première, a donc entraîné avec elle un mouvement fébrile assez accusé et assez durable. Pendant cette seconde poussée, traitée par la glace, le repos, les ventouses, l'ergotine, l'auscultation ne permit de constater que des râles disséminés ronflants et sibilants. Vers le 1er mai seulement, alors que tout était apaisé, nous avons pu constater, sous la clavicule droite, quelques légers craquements secs.

En présence d'une localisation aussi limitée, aussi précoce de la tuberculose pulmonaire, en présence de l'intégrité du poumon opposé, j'ai pensé qu'on pouvait tenter avec quelque espoir une médication directe.

Le 9 mai, je fis, au niveau du point où l'oreille percevait des craquements, dans le 2e espace intercostal droit, une injection de ZnCl à 1/20 (III gouttes). Le malade n'accusa aucune douleur.

Le 12 mai, deuxième injection avec quatre gouttes de la même solution : cette fois, l'injection fut suivie de quelques accès de toux.

19. — Troisième injection avec trois gouttes de solution à 1/20.

25. — Quatrième injection au même niveau (trois gouttes).

A la suite de ces injections qui, sauf la deuxième (quantité injectée un peu trop forte), furent parfaitement bien tolérées, je constatai la présence de craquements plus gros et plus secs sous la clavicule. Il me semblait que l'injection avait provoqué une inflammation s'étendant jusqu'à la plèvre, une pleurite sèche se traduisant par des frottements. Cependant le malade n'éprouvait aucune douleur. Quelques jours après la quatrième injection, le malade eut des crachements teintés de sang, puis, se trouvant plus valide, il sortit de l'hôpital. Cet homme avait reçu en tout, au sommet du poumon droit, dans l'espace de seize jours, quatre injections de trois gouttes chacune d'une solution à 1/20.

Observation XLI. M. Comby (*loco citato*). *Tuberculose du sommet droit*

Adulte, âgé de trente ans, présentant des lésions plus avancées et plus étendues que les deux cas précédents. On entend au sommet droit, en avant et en arrière, des craquements humides abondants. L'état général laisse à désirer, l'appétit est médiocre ; sueurs nocturnes.

Cependant, vu l'intégrité du poumon gauche, je me décide à essayer les injections de $ZnCl$.

Le 19 mars, j'injecte, au niveau du deuxième espace intercostal droit, en avant, IV gouttes d'une solution de $ZnCl$ à 1/30. Peu d'instants après, le malade accuse une sensation d'oppression qui ne tarde pas à disparaître.

Le 22. — Deuxième injection de IV gouttes de la même solution au niveau du troisième espace droit, en arrière, près du bord de l'omoplate. Pas de réaction douloureuse.

Le 26. — Troisième injection faite, celle-là, avec la solution à 1/20 (III gouttes), au niveau du deuxième espace intercostal, en avant. A la suite de ces trois injections faites en huit jours, les signes physiques ne s'étaient pas modifiés, et le malade est sorti de l'hôpital un peu amélioré.

Chez cet homme, l'état avancé des lésions ne laissait que peu d'espoir d'une amélioration notable. Les injections ont d'ailleurs été trop peu nombreuses pour qu'on soit en droit de tirer aucune conclusion du traitement qu'il a subi.

10° TRAITEMENT DU LUPUS TUBERCULEUX
PAR LA MÉTHODE SCLÉROGÈNE.

Enfin, parmi les tuberculoses locales, nous devons citer un cas de lupus très étendu de la jambe que nous avons traité par cette méthode, et qui a parfaitement guéri. Nous nous abstiendrons de toute réflexion sur cette observation, nous contentant de publier le fait.

Observation XLIII (Personnelle). *Lupus tuberculeux, étendu, de la jambe.*

B..., âgé de soixante-sept ans, entre à l'hôpital de Toulon le 9 août 1892, dans le service de M. le docteur Carence. Le malade raconte ainsi son histoire : Il y a six ans, il descendait d'une voiture lorsqu'il butta du tibia contre le marchepied. A la suite de ce trauma s'est formé un abcès de la grosseur d'une noix, lequel s'est ouvert spontanément au bout de deux mois. La plaie, d'abord de la grandeur d'une pièce de 50 centimes, acquit bientôt un diamètre d'environ 2 centimètres. Cette plaie se referma peu à peu, et la cicatrisation était complète deux mois après l'accident. Le malade reprit son travail quelques mois après ; autour de cette cicatrice se développèrent de petits noyaux de coloration rouge jaunâtre, absolument indolents et mollasses. Ces petites nodosités s'ulcérèrent. Ces ulcérations se réunirent bientôt entre elles et formèrent un large placard, comprenant l'ancienne cicatrice, qui évolua peu à peu et se propagea bientôt à toute la face interne de la jambe gauche. Le malade habitant un village, tous les remèdes populaires furent mis eu œuvre et ne firent certainement qu'aggraver son état.

Lorsque nous avons vu le malade, il présentait à la face postéro-interne de la jambe une large ulcération rouge jaunâtre, à bords irréguliers, déchiquettés, décollés et dont le fond était granuleux et mollasse. De ci, de là étaient quelques îlots de peau irréguliers de 1 à 2 centimètres de diamètre, qui avaient été respectés par les ulcérations lupiques. Cette vaste ulcération remontait en arrière à quatre travers de doigt du creux poplité, puis se dirigeait vers la face antérieure de la jambe et descendait jusqu'au cou-de-pied à deux travers de doigt en dedans de la crête tibiale. Arrivé au 1/3 inférieur de la jambe, l'ulcération empiétait largement sur la face antérieure et s'étendait jusqu'à la malléole externe, puis revenait sur la face dorsale du cou-de-pied, passait un peu au-dessus de la malléole interne et remontait vers la région poplitée. On avait donc une large surface ulcérée entourée d'une peau altérée, mal nourrie. Cette surface donnait une sorte de sérosité rousse : en de certains endroits on trouvait des croûtes brunâtres.

Interrogé sur ses antécédents, le malade déclare avoir eu une blennorrhagie, il y a trente ans, affection qui fut soignée dans les hôpitaux de Paris et qui guérit en quinze jours, mais il nie avoir jamais eu la syphilis : il n'en présente d'ailleurs aucune trace. N'a jamais eu de varices : la jambe saine est exempte de toute dilatation variqueuse.

Le diagnostic de lupus tuberculeux à forme ulcéreuse semble être le seul qui convienne à ces lésions.

9 août. — On administre de l'iodure de potassium à la dose de 4 grammes par jour et on fait des injections interstitielles avec une solution composée de : huile d'olive stérilisée, 100 grammes ; iodoforme, 4 grammes ; gaïacol, 8 grammes, à la dose de 3 gram. par jour.

1er septembre. — Ces injections ne paraissant donner aucun résultat, on essaie la méthode sclérogène ; mais, comme les bords de l'ulcération offrent une grande surface, on recherche la sclérose en plusieurs séances. Une première série d'injections (1 cent. cube de la solution au 1/10) est faite sur le bord postérieur de la lésion. Ces injections sont pratiquées très obliquement et à 5 millimètres environ en dehors des bords de l'ulcère, avec toutes les précautions aseptiques voulues et en suivant le manuel opératoire ordinaire. On fait ainsi une quinzaine de piqûres de II gouttes. On applique un bandage compressif avec du coton.

La réaction n'est pas très intense. Le malade a souffert, mais une injection de morphine a pu calmer la douleur.

Le lendemain, la douleur n'est plus aussi vive, et, deux jours après, il ne persistait plus que de l'endolorissement du membre. Pas de fièvre.

3 septembre. — Le malade est dépansé. Les bords de l'ulcère sont tuméfiés, la peau est rouge ; il y a une petite escarre cutanée qui

commence à se former. On panse l'ulcération avec des bandelettes de Vigo.

10. — On fait une seconde série d'injections sur les bords de l'ulcère, qui n'ont pas été encore injectés (1 centimètre cube en 15 piqûres). Réaction peu intense, sauf la douleur qui persiste pendant deux jours.

Pendant ce temps, la lésion s'améliore ; le fond de l'ulcère se déterge, prend un bon aspect et présente des bourgeons de bonne nature. On voit apparaître en certains points un liseré blanchâtre, indice d'un commencement de réparation. Elle est surtout active au niveau de la malléole interne.

On fait tous les huit jours une dizaine de piqûres de $ZnCl$, de plus en plus concentriques, de façon à modifier peu à peu tous les tissus, jusqu'au centre de l'ulcération.

30. — Tout autour de la lésion, on sent une série de noyaux sclérosés, mais l'anneau isolant n'est pas continu. On le complète en pratiquant une troisième série d'injections.

Au niveau de la malléole interne, le travail de cicatrisation est très avancé, il y a un tissu de cicatrice du diamètre d'une pièce de 5 francs. D'autres îlots plus ou moins grands, variant de 1 à 2 centimètres de diamètre, apparaissent à la partie supérieure de l'ulcération. Les bourgeons deviennent même exubérants, et on est forcé de les réprimer au nitrate d'argent.

24 octobre. — L'ulcération diminue très rapidement d'étendue.

Il se produit une nouvelle ulcération au niveau de la cicatrice située près de la malléole interne, ulcération ayant 1 centimètre de diamètre ; grattage avec curette de Wolkmann.

10 novembre. — Il ne reste plus qu'une ulcération comme une pièce de 5 francs, occupant la face interne de la jambe, au 1/3 moyen. La plaie siégeant à la malléole interne et qui a subi le grattage, est cicatrisée.

On sent, sur le pourtour de l'ancien ulcère, la bande scléreuse formée par le $ZnCl$. La cicatrice que l'on obtient est lisse, blanchâtre et assez souple.

24. — L'ulcération n'a plus que le diamètre d'une pièce de 2 francs. Le malade entrevoyant une guérison très prochaine, et impatient de rentrer dans sa famille, demande à sortir.

En décembre, le malade nous a fait connaître son état.

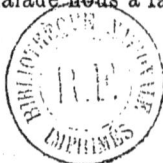

Toute l'ulcération était cicatrisée. Il avait repris son travail avec un bas élastique comme nous le lui avions conseillé.

———

II

Traitement des retards de consolidation des fractures par la méthode sclérogène.

« On admet à cette heure que l'os se régénère, grâce à la production d'éléments embryonnaires abondants venus par diapédèse des vaisseaux voisins ou nés de la prolifération des cellules jeunes ou rajeunies de la moelle, du périoste, du canal central de l'os et des canalicules de Havers ; le tissu cellulaire voisin, les traînés conjonctives des muscles limitant le foyer traumatique, concourent aussi pour une part plus ou moins grande à l'accumulation de ces éléments embryonnairesd ont l'organisation progressive aura comme résultat définitif la soudure des fragments (1). »

Si ces conditions ne se trouvent pas réalisées, on a un retard dans la consolidation, on peut avoir une pseudarthrose.

Le processus irritatif naturel par lequel se régénèrent les surfaces osseuses diffère-t-il du processus irritatif, déterminé. par l'injection de chlorure de zinc au milieu des tissus, et les phénomènes qui caractérisent l'action de ce principe actif ne sont-ils pas en tous points semblables à ceux observés au cours d'une guérison naturelle? Pourquoi ne suivrait-on par la nature dans la voie qu'elle nous indique ?

La présence du ZnCl donnerait comme un coup de fouet à ces tissus « à circulation languissante », et en produisant une

(1) Reclus, *Pathologie externe*, t. I, p. 549.

III

Traitement des luxations congénitales de la hanche

L'âge du sujet sera un des principaux facteurs qu'on devra faire entrer en ligne de compte dans le choix d'un traitement. L'état anatomique de la jointure luxée diffère absoment chez l'enfant et chez l'adulte.

« A mesure que l'enfant grandit, la tête fémorale tend de plus en plus à migrer sur le plan osseux iliaque : le cotyle déshabité se rapetisse, se comble de tissu adipeux ou cartilagineux ; la tête du fémur s'atrophie et la capsule allongée prend ce contour de « sablier » signalé en maintes observations. Si donc, aux premières années, il est encore possible de faire rentrer cette tête fémorale à peine déformée dans ce cotyle encore assez creux ; s'il est à cette époque logique de l'entreprendre, n'est-il point manifeste que, plus tard, ce serait « une illusion ou une erreur de diagnostic », comme dit Bouvier, que d'accepter la rentrée d'un moignon fémoral difforme dans une fossette cotyloïdienne à moitié comblée (1). »

Si cette rentrée de la tête est encore facile dans le jeune âge il ne saurait en être ainsi plus tard.

« Le déplacement de la tête fémorale augmente avec la marche ; cela résulte de ce que les parties molles ne lui opposent pas une résistance suffisante ; la tête, ne pouvant plus s'appuyer exclusivement contre un plan osseux comme à l'état normal, soulève les parties molles, et, peu à peu, il se crée autour d'elle un champ articulaire agrandi plus ou moins vaste. Le déplacement augmente donc avec le fonctionnement du membre, c'est-à-dire avec la marche, et l'on voit sou-

(1) Forgue et Reclus, *Traité de thérapeutique chirurgicale*, t. I, p. 714.

signe apparent et tangible du travail de réparation osseuse
qui est en voie de formation.

Observation XLIV (Résumée). M. Ménard, de Berck-sur-Mer (Congrès
français de chirurgie, 1892, séance du 20 avril). *Retard de consolidation
d'une fracture de la jambe. Pas de consolidation après cinq mois d'immobilisation. Guérison par l'emploi du chlorure de zinc.*

M... L..., quarante-trois ans, tombe à la renverse le 9 août 1891
et se fait une fracture oblique de la partie supérieure de la jambe,
compliquée de l'issue des fragments à travers la peau et d'une hémor-
ragie. Après cinq mois d'immobilisation rigoureuse, bien que la réduction soit bonne et qu'il n'y ait pas eu de suppuration, il n'y a aucune
trace de renflement indiquant la formation d'un cal. Les fragments
maintenus en rapport par un tissu conjonctif peu serré exécutent l'un
sur l'autre un léger mouvement de touche de piano. L'immobilisation
paraît donc insuffisante pour amener la guérison.

Le 5 janvier, injection de 1 gr. 25 de solution à 1/10 en 8 piqûres :
trois sur la face externe du tibia ; deux sur sa face postérieure ; trois
fois l'aiguille a pu pénétrer profondément dans l'intervalle des fragments et laisser tomber quelques gouttes de ZnCl.

Quinze jours après, la fracture paraît consolidée. Un mois après
les injections, la consolidation est parfaite et l'on sent un renflement
osseux qui n'est autre que le cal. Le malade se lève et marche. La
guérison s'était maintenue deux mois après.

Observation XLV. Dr Ménard, de Berck (Thèse du Dr Poux)

Enfant âgé de huit ans, ayant subi une résection du cou-de-pied
pour O. A. T. Localisations tuberculeuses multiples. A la suite de la
résection, il s'est produit une pseudarthrose très lâche, qui permet
des mouvements de latéralité et crée un obstacle sérieux à la marche.

Injection de chlorure de zinc (environ XXX gouttes) autour de la
pseudarthrose et dans sa cavité, dans le but d'amener une ankylose.
Un mois après, les mouvements de la latéralité avaient disparu. Une
ankylose fibreuse avait succédé à l'articulation lâche et flottante. On
fait néanmoins une seconde séance d'injections. Le pied est en très
bonne attitude, et on obtient un article très serré.

Dans ces divers cas, sauf dans le dernier concernant l'épithélioma où la disposition de la tumeur ne se prêtait guère à une action importante du médicament, le ZnCl a amené une diminution notable dans le volume des tumeurs. De plus, les douleurs de compression disparaissaient très rapidement. C'est surtout contre l'élément douleur et comme palliatif que ces interventions doivent être dirigées. Dans un lymphadénome qui provoquait des douleurs de compression très vives dans la zone de l'auriculo-temporal où le ZnCl agit merveilleusement en calmant les douleurs et les faisant presque disparaître. Dans deux autres cas, il en fut de même, mais le fait fut moins frappant en ce que les douleurs étaient moins aigues.

Quant à l'action réelle du ZnCl sur les tissus qui avoisinent les tumeurs ou sur leur tissu même, il faudrait, pour pouvoir juger cette question, l'étudier sur les animaux en y développant, par exemple, certains épithéliomas, selon les indications de M. Moran.

Nous devons parler d'une tentative couronnée de succès qui a été faite, il y a peu de temps, par M. Darier, sur un volumineux lymphadénome du cou. La tumeur a presque complètement disparu, grâce aux injections de ZnCl, pratiquées tous les quinze jours ou tous les mois, suivant l'intensité de la réaction. M. Darier a fait environ vingt injections dans l'espace de dix-huit mois, et à chaque injection il introduisait une goutte ou une demie goutte en cinq ou six points de la masse ganglionnaire.

Enfin, nous devons signaler un cas d'éléphantiasis, traité dans le service de M. le professeur Tédenat, par les injections de ZnCl, dans lequel ce traitement aurait donné des résultats assez satisfaisants.

Le nombre des faits est trop restreint pour nous permettre d'en tirer une conclusion sérieuse, surtout dans une telle matière où la plus grande réserve est de rigueur, mais nous pouvons dire, avec M. Coudray, que la méthode offre des avantages comme palliative contre les douleurs de compression et peut être utilisée pour arrêter pendant un temps plus ou moins long la marche envahissante de certaines tumeurs.

CONCLUSIONS

——

Donner sur la méthode sclérogène des conclusions généra-
les, ce serait répéter ce que nous avons pu dire des résultats
qu'elle a donnés dans chacune de ses applications particulières. Tout ce que nous pouvons ajouter, c'est que les injections
sclérosantes ont obtenu des succès dans chacun des différents
ordres de cas où on y a eu recours.

Cette méthode a d'ailleurs sur beaucoup d'autres le grand
avantage d'une parfaite innocuité et d'un manuel opératoire que
sa simplicité rend abordable pour le médecin le moins expérimenté. Il suffit de quelques précautions élémentaires pour
éviter les accidents inhérents à l'emploi du chlorure de zinc.

Dans les diverses tuberculoses locales, le chlorure de zinc,
comme l'a dit M. le docteur Gangolphe, n'est pas une panacée,
mais un agent modificateur puissant. Comme méthode pure,
les injections sclérogènes ont donné d'excellents résultats
dans les tuberculoses non suppurées, tandis que, dans les tuberculoses suppurées, elles n'agissent souvent que comme
modificatrices du terrain sur lequel va porter l'acte opératoire.

Cette méthode semble ouvrir une voie nouvelle et rationnelle au traitement des retards de consolidation des fractu-
res, et à celui des pseudarthroses. Les quatre succès obtenus
sont d'un bon augure pour l'avenir.

Dans la luxation congénitale de la hanche, les résultats
obtenus jusqu'à ce jour permettent de bien augurer de la mé-

thode. Il est à désirer que les espérances qu'elle a fait naître se trouvent réalisées, et que M. le professeur Lannelongue puisse, au Congrès français de chirurgie de cette année, communiquer sur les cinq cas qu'il avait en traitement lors du dernier Congrès, les bons résultats qu'il se proposait d'obtenir.

Quant à l'emploi du chlorure de zinc dans les luxations ré cidivantes, l'action de l'agent thérapeutique paraît avoir eu des effets assez encourageants pour permettre de renouveler de pareilles tentatives dans des cas semblables.

Dans le traitement des angiomes, les injections périphériques de chlorure de zinc se sont montrées efficaces, et doivent prendre place à côté des autres moyens thérapeutiques.

L'emploi des injections sclérosantes dans les tumeurs est purement palliatif.

Nous ne pouvons mieux terminer notre travail qu'en rappelant les belles paroles de M. le professeur Dubrueil :

La méthode de Lannelongue a opéré une véritable révolution dans le traitement des O. A. T.

Cet immense progrès de la thérapeutique chirurgicale semble cependant n'avoir eu qu'un retentissement modeste et n'avoir excité qu'un enthousiasme tempéré.

Que manque-t-il donc à la méthode ?

Ce n'est certes ni la vérification de l'expérience clinique, ni la facilité de l'application, ni la clarté de l'explication physiologique. Peut-être eût-elle excité plus de faveur et produit plus d'éclat, si, pour arriver jusqu'à nous, elle eût passé le Rhin, la Manche ou l'Atlantique.

Montaigne disait il y a trois siècles : *Ceux de Lucques s'émerveillent des eaux de Spa et ceux de Spa s'émerveillent des eaux de Lucques.*

La pensée de Montaigne est encore et restera sans doute

éternellement vraie. Certes la découverte de Lannelongue n'a pas l'importance que Koch attribuait à la sienne. Mais elle a l'incontestable avantage qu'elle tient ses promesses, qu'elle n'a rien d'occulte ni de mystérieux, qu'elle n'a jamais abrégé aucune existence. »

INDEX BIBLIOGRAPHIQUE

BARDESCU (de Bucharest). — Spitahul, n° du 12 février 1892.

BIAGINI. — Spérimentale, n° du 13 mai 1892.

BILHAUT. — Abcès tuberculeux du poignet gauche traité par la méthode sclérogène (Gazette médico-chirurgicale de Toulouse, n° du 10 janvier 1892).

BROCA (A.). — Traitement de la luxation congénitale de la hanche (Revue des maladies de l'enfance, n° de mai 1893, p. 223-225).

— Traitement des O. A. T. des membres chez l'enfant (Bibliothèque des aide-mémoire de Leauté).

CHARTRAUD. — Gazette médicale de Montréal, 1891, p. 529-533.

CHARVOT. — O. A. T. du genou droit (Bulletin de Soc. de chirurgie, t. XVII, p. 803, séance du 30 décembre 1891).

COMBY. — Essai de traité direct de la tuberculose pulmonaire par les inj. de ZnCl (Société médicale des hôpitaux, séance du 30 décembre 1892. — Union médicale, n° 1, 1893).

COUDRAY. — Traité des O. A. T. des membres et du mal de Pott par la méthode sclérogène (Congrès de la tuberculose, 1891).

— Trait. des O. A. T.—De la coxalgie et des tuberculoses génitales par la méthode sclérogène (Congrès pour l'avancement des sciences, Marseille, septembre 1891).

— Application de la méthode sclérogène à la tuberculose chirurgicale et à quelques autres affections (Congrès français de chirurgie, 1892).

— Trait. des tuberculoses du pied par la méthode sclérogène (Congrès français de chirurgie, 1893).

— Sur une variété peu étudiée des corps étrangers articulaires relevant de la synovite tuberculeuse (Congrès de chirurgie, 1892).

Coudray. — Résultats de la méthode sclérogène de Lannelongue (Revue générale, *in* Bull. médical, n° 83, 1893).

Darier. — Trait. d'un lymphadénome par la méthode sclérogène (Société de chirurgie, séance du 24 janvier 1894).

David. — Thèse de Bordeaux, 1892.

Desguins (d'Anvers). — Bulletin de Société méd. d'Anvers, 1892 (Journal de méd. et de chir. pratiques de Lucas-Championnière).

Desnos. — Trait. de la prostatite tuberculeuse par la méthode sclérogène (Congrès de la tuberculose, 1893).

Deubel. — Traitement des angiomes par la méthode sclérogène (Académie de médecine, séance du 1er mars 1892, *in* Revue de clinique et de thérapeutique, n° 10, 1892).

Dubois. — Traitement des O. A. T. par la méthode sclérogène (Congrès de chirurgie, 1892, séance du 23 avril).

Dubrueil. — Clinique de Montpellier. Traitement des luxations récidivantes de l'épaule par les inj. péri-articulaires de ZnCl (Semaine médicale, n° 11, 1892).

Ferreira (Clemente). — Traitement de la tuberculose chez l'enfant. (Bulletin général de thérapeutique, n° du 30 juillet 1893).

Forgue et Reclus. — Thérapeutique chirurgicale.

Saint-Germain (De). — Traitement de la coxalgie par la méthode sclérogène (Bull. médical. n° 41, 1892).

Gangolphe. — — Maladies parasitaires des os, 1893.

Icovesco. — De la méthode sclérogène (Congrès français de chirurgie, séance du 23 avril 1892).

Innerval. — Bull. de Société de Jassy, t. VI.

Lannelongue. — Comptes rendus de l'Académie des sciences, séance du 6 juillet 1891.

— Bulletin de l'Académie de médecine, 1891, séances du 7 juillet et du 21 juillet.

— Méthode de transformation prompte des produits tuberculeux. des articles et de certaines parties du corps humain, 1891.

— Traitement des tumeurs blanches par ZnCl (Congrès de la tuberculose, 1891).

— Note sur le trait. de la luxation congénitale de la hanche par la méthode sclérogène (Soc. de chirurgie, XVII, p. 770-775, séance du 23 décembre 1891).

LANNELONGUE. — Trait. des O. A. T. par la méthode sclérogène (Congrès français de chirurgie, 1892).

— Trait. des tuberculoses de la clavicule et du sternum : Clinique (Bull. médical, nº 26, 1892).

— Trait. des tuberculoses du pied (Congrès français de chirurgie, 1893).

— Trait. de la luxation congénitale de la hanche (Congrès français de chirurgie, 1893, p. 631).

LE FEL. — Essai sur le traitement des luxations congénitales de la hanche par la méthode sclérogène (Th. de Bordeaux, 1892).

LEJARS. — Hygroma tuberculeux traité par la méthode sclérogène (Revue de la tuberculose, nº 2, p. 125, 1893).

LUCAS-CHAMPIONNIÈRE. — Journal de méd. et de chirurgie pratiques, nº du 25 décembre 1892 et du 10 janvier 1893).

MAUCLAIRE. — Étude d'ensemble sur l'anatomie et la physiologie pathologiques des O. A. T. Déductions thérapeutiques (Revue générale, in Gazette des hôpitaux, nº du 14 mai 1892).

— Union médicale, nº 36, 1893.

— Thèse de Paris, 1893.

— Des différentes formes d'O. A. T.; de leur traitement par la méthode sclérogène pure ou combinée à l'arthrectomie précoce et répétée, 1893.

— Revue des maladies de l'enfance, avril 1894.

MÉNARD (Berck-sur-Mer). — Trait. d'un retard de consolidation dans une fracture compliquée de la jambe par les inj. de ZnCl (Congrès français de chirurgie, 1892).

— Coxalgie tuberculeuse, 1893 (Collection Charcot-Debove).

MIROWITCH. — Trait. de l'O. A. T. par la méthode sclérogène (Congrès français de chirurgie, séance du 8 avril 1893, p. 819).

MONCORVO (Rio-Janeiro). — Trait. des tuberculoses ganglionnaires par la méthode sclérogène (Americ. Journ. of méd. sciences, p. 85, 1892).

— Société de thérapeutique, séance du 30 juillet 1892.

MOUNIER. — Trait. d'une tuberculose musculaire par la méthode sclérogène (Société de méd. et de chir. pratiques, séance du 4 mai 1893).

OZENNE. — Traité des tuberculoses génitales par la méthode sclérogènes (Bull. de l'Académie de médecine, séance du 21 février 1893. — Abeille médicale, p. 66, 1893).

OZENNE. — Congrès de la tuberculose, 1893.

PERLIS. — Contribution à l'étude du trait. des tuberculoses locales par la méthode de M. Lannelongue (Th. de Paris, 1892).

POUX (Raymond). — Application de la méthode sclérogène aux O. A. T. du cou-de-pied (Th. de Paris, 1892).

PRENGRUEBER. — Abcès froid traité par la méthode sclérogène (Bull. de Société de chirurgie, XVII, p. 724, 1891).

QUENU. — Tuberculose du poignet traitée par la méthode sclérogène (Bull. de Société de chir., XVII, p. 370, 1892, séance du 25 mai).

RECLUS. — Tumeur fongueuse de l'avant-bras traitée par la méthode sclérogène (Bull. de Société de chirurgie, XVII, p. 707, séance du 25 novembre 1891).

REYNIER. — Tuberculose du genou traitée par le ZnCl (Bull. de Soc. chirurgie, XVII, p. 803, 1891).

SACHAROFF. — Chir. Lietofriss, t. II, fasc. V, 1892.

SCHWARTZ. — O. A. T. traitées par le ZnCl (Société méd. du VI° arrond. de Paris, in France méd., n° 20, 19 mai 1893).

TIMMERMANS. — De la méthode sclérogène appliquée aux O. A. T. du poihnet (Th. de Paris, 1892).

TRUC. — Des injections intraparenchymateuses dans la tuberculose pulmonaire (Lyon médical du 3 mai 1885).

— Essai sur la chirurgie du poumon, 1885.

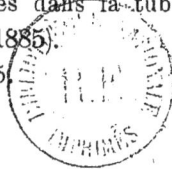

www.ingramcontent.com/pod-product-compliance
Lightning Source LLC
Chambersburg PA
CBHW071448200326
41519CB00019B/5670